Fonoaudiologia e COVID-19
Guia de Intervenção

Thieme Revinter

Andréa de Melo Cesar
Fonoaudióloga
Especialização em Motricidade Orofacial pelo CEFAC
Especialização em Psicopedagogia Clínica e Institucional pela FUMEC
MBA em Alfabetização e Letramento pela Faculdade Católica de São Paulo
Aprimoramento em Neuropsicologia e Neurociências na Prática Clínica pela Universidade Federal de Minas Gerais (UFMG)
Mestranda em Psicologia Infantil e do Adolescente, Espanha
Aprimoramento em Neuropsicologia e Neurociências pela UFMG
Aprimoramento Cérebro e Aprendizagem pelo Neda-Brain
Aprimoramento em Análise do Comportamento Aplicada (ABA) pela AMR
Atualização em Psicologia – Yale EUA
Atualização em ADHD/TDAH pela State University of New York
Atualização em *Good Practice in Dyslexia and Literacy* pela British Dyslexia
Atualização em Transtornos Psicoemocionais na Infância e Adolescência no Albert Einstein Instituto Israelita de Ensino e Pesquisa
Capacitação em Transtorno de Aprendizagem pelo CEAP
Capacitação em Avaliação e Reabilitação Neuropsicológica no TDAH pelo CEAP
Formação em Auriculoacupuntura e Drenagem Linfática pelo IMAM
Formação em *Coaching, Mentoring e Adviser* – Holus
Fonoaudióloga Clínica e da Rede SUS de Belo Horizonte
Fonoaudióloga idealizadora do AlfaSons – Alfabetização Criativa!

Meline Duarte Lima
Fonoaudióloga
Especialista em Motricidade Orofacial pelo CEFAC
Aprimoramento em Neuropsicologia e Neurociências na Prática Clínica pela Universidade Federal de Minas Gerais (UFMG)
Mestranda em Psicologia Infantil e do Adolescente, Espanha
Capacitação em Transtorno de Aprendizagem pelo CEAP
Aprimoramento Cérebro e Aprendizagem pelo Neda-Brain
Aprimoramento em Análise do Comportamento Aplicada (ABA) pela AMR
Atualização em *Learning How to Learn* pela California University San Diego
Atualização em *Good Practice in Dyslexia and Literacy* pela British Dyslexia
Atualização em Transtornos Psicoemocionais na infância e adolescência no Albert Einstein Instituto Israelita de Ensino e Pesquisa
Atualização em PNL na Prática pelo Instituto SSL
Formação em *Practitioner* em PNL pelo Instituto Tera
Fonoaudióloga Clínica e da Rede SUS de Belo Horizonte
Fonoaudióloga Idealizadora do AlfaSons – Alfabetização Criativa!

Fonoaudiologia e COVID-19
Guia de Intervenção

Andréa de Melo Cesar
Meline Duarte Lima

Thieme
Rio de Janeiro • Stuttgart • New York • Delhi

Dados Internacionais de Catalogação na Publicação (CIP)

C421f

Cesar, Andréa de Melo
Fonoaudiologia e COVID 19: Guia de Intervenção / Andréa de Melo Cesar & Meline Duarte Lima. – 1. Ed. – Rio de Janeiro – RJ: Thieme Revinter Publicações, 2021.

102 p.: il; 14 x 21 cm.
Inclui Índice Remissivo e Bibliografia
ISBN 978-65-5572-061-7
eISBN 978-65-5572-063-1

1. COVID-19. 2. Fonoaudiologia. I. Lima, Meline Duarte. II. Título.

CDD: 616.855
CDU: 616.89-008.434

Contato com as autoras:
alfasons@alfasons.com.br

© 2021 Thieme. All rights reserved.

Thieme Revinter Publicações Ltda.
Rua do Matoso, 170
Rio de Janeiro, RJ
CEP 20270-135, Brasil
http://www.ThiemeRevinter.com.br

Thieme USA
http://www.thieme.com

Capa: © Thieme
Créditos Imagem da Capa: COVID-19 © articular/br.freepik.com

Impresso no Brasil por Forma Certa Gráfica Digital Ltda.
5 4 3 2 1
ISBN 978-65-5572-061-7

Também disponível como eBook:
eISBN 978-65-5572-063-1

Nota: O conhecimento médico está em constante evolução. À medida que a pesquisa e a experiência clínica ampliam o nosso saber, pode ser necessário alterar os métodos de tratamento e medicação. Os autores e editores deste material consultaram fontes tidas como confiáveis, a fim de fornecer informações completas e de acordo com os padrões aceitos no momento da publicação. No entanto, em vista da possibilidade de erro humano por parte dos autores, dos editores ou da casa editorial que traz à luz este trabalho, ou ainda de alterações no conhecimento médico, nem os autores, nem os editores, nem a casa editorial, nem qualquer outra parte que se tenha envolvido na elaboração deste material garantem que as informações aqui contidas sejam totalmente precisas ou completas; tampouco se responsabilizam por quaisquer erros ou omissões ou pelos resultados obtidos em consequência do uso de tais informações. É aconselhável que os leitores confirmem em outras fontes as informações aqui contidas. Sugere-se, por exemplo, que verifiquem a bula de cada medicamento que pretendam administrar, a fim de certificar-se de que as informações contidas nesta publicação são precisas e de que não houve mudanças na dose recomendada ou nas contraindicações. Esta recomendação é especialmente importante no caso de medicamentos novos ou pouco utilizados. Alguns dos nomes de produtos, patentes e design a que nos referimos neste livro são, na verdade, marcas registradas ou nomes protegidos pela legislação referente à propriedade intelectual, ainda que nem sempre o texto faça menção específica a esse fato. Portanto, a ocorrência de um nome sem a designação de sua propriedade não deve ser interpretada como uma indicação, por parte da editora, de que ele se encontra em domínio público.

Todos os direitos reservados. Nenhuma parte desta publicação poderá ser reproduzida ou transmitida por nenhum meio, impresso, eletrônico ou mecânico, incluindo fotocópia, gravação ou qualquer outro tipo de sistema de armazenamento e transmissão de informação, sem prévia autorização por escrito.

AGRADECIMENTOS

Agradecemos primeiramente a Deus, aos familiares e amigos pelo apoio e incentivo. A todos os colaboradores, nossa gratidão pela parceria na construção desta obra.

APRESENTAÇÃO

Classificado como pandêmico, o novo coronavírus (COVID-19) tem sido um grande desafio especialmente para os profissionais de saúde. Neste cenário, faz-se necessária a atuação de equipe multiprofissional na assistência integral ao paciente com COVID-19. Diante do contexto atual, a Fonoaudiologia tem ganhado papel de destaque. Esta obra retrata a intervenção fonoaudiológica abordando novas perspectivas de atuação.

COLABORADORES

ANDRÉ PATRÍCIO FERREIRA DE ALMEIDA
Médico Infectologista pela Fundação de Medicina Tropical Dr. Heitor Vieira Dourado

ANDRÉA CINTRA LOPES
Livre-Docente em Fonoaudiologia na Faculdade de Odontologia de Bauru da Universidade de São Paulo (FOB/USP)
Professora-Associada do Departamento de Fonoaudiologia da FOB/USP
Tutora do PET-Saúde Interprofissional

CAMILA DANTAS MARTINS
Fonoaudióloga
Consultora em Aleitamento Materno
Especialista em Motricidade Orofacial pelo Conselho Federal de Fonoaudiologia (CFFa)
Especialização em Saúde Materno Infantil
Mestre em Ciências da Saúde pela Universidade Federal de Minas Gerais (UFMG)
Doutoranda em Ciências Fonoaudiológicas pela UFMG

FLAVIA ESPER DAHY
Médica Neurologista, Especialista pela Academia Brasileira de Neurologia (ABN)
Compõe o Corpo Clínico do Hospital Israelita Albert Einstein, Hospital Alemão Oswaldo Cruz, Hospital 9 de Julho e Hospital Samaritano
Colaboradora no Ambulatório de HTLV do Instituto de Infectologia Emílio Ribas
Participante do NAP – Grupo de Pesquisa em Neurovirologia

GIULIA ITO SILVA
Discente do Curso de Fonoaudiologia da Faculdade de Odontologia de Bauru da Universidade de São Paulo (FOB-USP)
Membro do Grupo PET Fonoaudiologia (Programa de Educação Tutorial – PET/MEC/Sesu)

ISABELLA CAROLINA SANTOS BICALHO
Mestre em Neurociências pela Universidade Federal de Minas Gerais (UFMG)
Especialista em Disfagia pelo Conselho Federal de Fonoaudiologia (CFFa)
Graduação no Centro Integrado Izabella Hendrix
Certificada pelo Método Lee Silverman Voice Therapy
Formação em Laserterapia, Eletroestimulação Neuromuscular e
Bandagem Terapêutica
Fonoaudióloga do Hermes Pardini – Videodeglutograma
Membro da Diretoria e do Departamento de Fonoaudiologia da Sociedade Mineira de Terapia Intensiva (SOMITI)

JANAINA MARIA MAYNARD MARQUES
Fonoaudióloga Clínica pelas Faculdades Metodistas Integradas Izabela Hendrix
Especialista em Linguagem pelo Conselho Federal de Fonoaudiologia (CFFa)
Especialista em Fonoaudiologia Neurofuncional pelo CFFa
Especialista em Motricidade Orofacial pelo CFFa
Aprimoramento em Linguagem, Aprendizagem e Neurociências pelo
CEFAC – Saúde e Educação
Aprimoramento em Transtorno do Espectro Autista pela FonoAprimorar
Formação no Método Neuroevolutivo Bobath Básico e Bobath Baby
Formação no Método PECS pela Pyramid Educational Consultants
Membro da Diretoria da ISAAC Brasil – Associação dos Membros Brasileiros da International Society for Augmentative and Alternative
Communication (3ª Gestão Consecutiva)
Membro Efetivo do Grupo de Motricidade Orofacial e Disfagia de Belo Horizonte e Atual Secretária do Grupo
Fonoaudióloga Clínica em Consultório Particular – Clínica Interdisciplinar
Especialista em Inclusão – Profissional de Referência do Núcleo de Apoio à Inclusão do Aluno com Necessidades Educacionais Especiais da Pontifícia Universidade Católica de Minas Gerais (NAI-PUC Minas)
Conselheira Efetiva do Conselho Regional de Fonoaudiologia –
6ª Região – 7º e 8º Colegiados

JUSCELINA KUBITSCHECK DE OLIVEIRA SANTOS
Especialista em Voz e Audiologia Clínica pelo Conselho Federal de
Fonoaudiologia (CFFa)
Mestre e Doutoranda em Ciências Fonoaudiológicas pela Faculdade de Medicina da Universidade Federal de Minas Gerais (UFMG)
Membro da Sociedade Brasileira de Fonoaudiologia (SBFA)
Coordenadora da Pós-Graduação em Voz com Ênfase em Voz Cantada da UFMG

MARIA CAROLINA MORAES
Graduada em Fonoaudiologia pelo Centro Universitário Metodista Izabela Hendrix
Graduada em Direito pela Escola Superior Dom Helder Câmara
Pós-Graduada em Fonoaudiologia Hospitalar pela Universidade Estácio de Sá
Mestre em Ciências da Saúde com Ênfase em Infectologia e Medicina Tropical pela Universidade Federal de Minas Gerais (UFMG)
Pós-Graduanda em Liderança e Inovação pela Fundação Getúlio Vargas (FGV)
Coordenadora da Pós-Graduação de Fonoaudiologia em Terapia
Intensiva pela AMIB/UNIREDENTOR
Membro do Departamento de Fonoaudiologia da Associação de Medicina Intensiva Brasileira (AMIB)
Coordenadora do Departamento de Fonoaudiologia da Sociedade Mineira de Terapia Intensiva (SOMITI)
Sócia-Diretora da Fono Mais Fonoaudiologia Ltda
Integrante do Grupo de Formadores do Projeto HUCI (Humanização nas Unidades de Cuidados Intensivos) – Espanha, Brasil

MIGUEL RENAN DE SOUSA RIBEIRO
Psicanalista Clínico Sistêmico pela Escola de Psicanálise Clínica do Rio de Janeiro
Constelador Familiar Sistêmico pela Soul Open University London, EUA
Hipnoterapeuta Clínico pela Sociedade Brasileira de Psicanálise Integrativa (SBPI)

SUMÁRIO

1. FISIOPATOLOGIA DA COVID-19 (INFECÇÃO PELO SARS-CoV-2) 1
   Flavia Esper Dahy • André Patrício Ferreira de Almeida

2. BIOSSEGURANÇA NA FONOAUDIOLOGIA 9
   Isabella Carolina Santos Bicalho

3. DISFAGIA NA COVID-19: AVALIAÇÃO E INTERVENÇÃO 15
   Maria Carolina Moraes

4. ABORDAGEM FONOAUDIOLÓGICA NA REABILITAÇÃO FUNCIONAL DO OLFATO 25
   Andréa de Melo Cesar • Meline Duarte Lima

5. ALTERAÇÕES VOCAIS EM PACIENTES COM COVID-19 45
   Juscelina Kubitscheck de Oliveira Santos

6. SIGILO, CONFIDENCIALIDADE E PRIVACIDADE – PRINCÍPIOS PARA A OFERTA SEGURA DA TELEFONOAUDIOLOGIA 51
   Giulia Ito Silva • Andréa Cintra Lopes

7. COMUNICAÇÃO SUPLEMENTAR E ALTERNATIVA EM PACIENTES COM COVID-19 63
   Janaina Maria Maynard Marques

8. AMAMENTAÇÃO E INFECÇÃO POR SARS-CoV-2 – COMO MANEJAR? 73
   Camila Dantas Martins

9. SAÚDE MENTAL DO PROFISSIONAL DE SAÚDE 77
   Miguel Renan de Sousa Ribeiro

ÍNDICE REMISSIVO 81

Fonoaudiologia e COVID-19
Guia de Intervenção

Thieme Revinter

FISIOPATOLOGIA DA COVID-19 (INFECÇÃO PELO SARS-CoV-2)

Flavia Esper Dahy
André Patrício Ferreira de Almeida

Os coronavírus pertencem à família Coronaviridae, ordem Nidovirales, são conhecidos desde a década de 1930 e infectam grande variedade de espécies. Foram identificados causando doença em humanos a partir da década de 1960.

Trata-se de vírus envelopados, formados por cadeia simples de ácido ribonucleico (RNA) e comumente divididos em quatro gêneros de acordo com suas características comuns: α, β, γ e δ, a saber.

Os vírus pertencentes ao gênero α (alfa-coronavírus) geralmente causam resfriados comuns, enquanto os denominados SARS-CoV (*Severe Acute Respiratory Syndrome* – epidemia em 2002, na China), MERS-CoV (*Middle East Respiratory Syndrome* – epidemia na Arábia Saudita, em 2012) e SARS-CoV-2 (*Coronavirus disease* 2019 – COVID-19) pertencem ao gênero β, sendo assim chamados de beta-coronavírus.

Estes vírus são compostos por quatro proteínas principais: *spike* ou espícula (S), membrana (M), envelope (E) e nucleocapsídeo (N). As proteínas *spike*, as maiores responsáveis pelo tropismo viral, são compostas por elementos protruídos pela superfície transmembrana, dando o aspecto de uma coroa (por isso o nome, coronavírus) (Fig. 1-1).

O receptor da enzima conversora de angiotensina 2 (ACE2) foi identificado como o sítio funcional de ligação das proteínas *spike*. Este receptor é expresso em diversos órgãos, como vias aéreas superiores, sistema nervoso central e periférico, pulmões, intestinos, pâncreas, fígado, rins e bexiga. Entender a distribuição da ACE2 (ECA2 em português) é o primeiro passo para compreensão da patogênese da doença (Fig. 1-2).

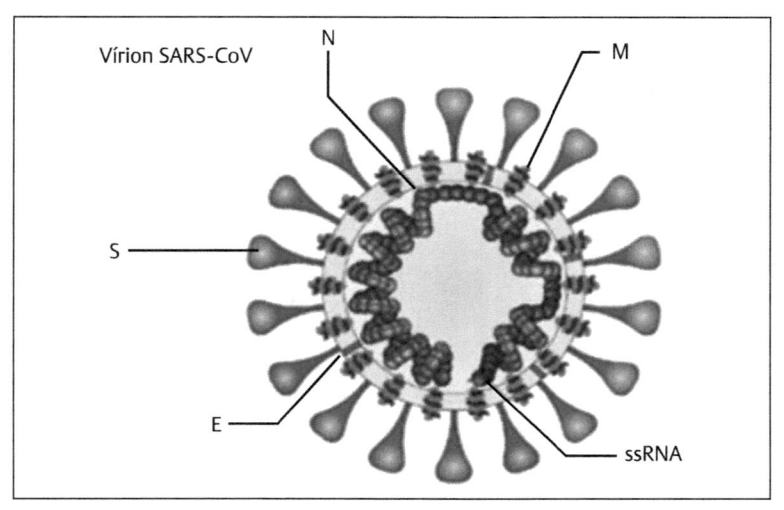

Fig. 1-1. Estrutura do coronavírus. N, nucleocapsídeo; M, proteína de membrana; S, proteína de espícula; E, proteína de envelope; ssRNA, RNA fita simples. (Fonte: Perlman & Netland, 2009.)[1]

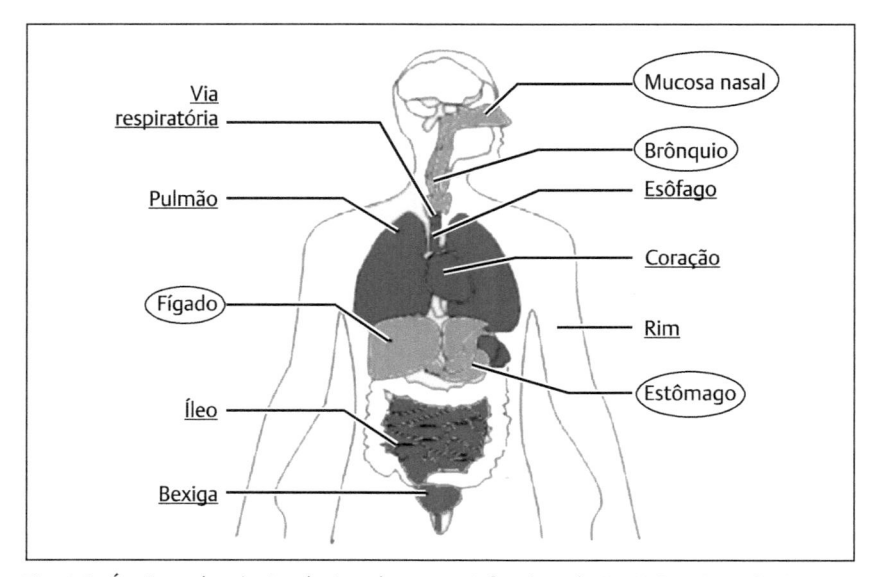

Fig. 1-2. Órgãos vulneráveis relacionados com a infecção pelo SARS-CoV-2. Os órgãos sublinhados possuem alto risco de infecção e aqueles que estão circulados apresentam baixo risco de infecção. (Fonte: Zou et al, 2020.)[2]

FISIOPATOLOGIA E ETAPAS DA INVASÃO VIRAL
A fisiopatologia da COVID-19 ainda não está muito bem esclarecida, mas sabe-se que a entrada do SARS-CoV-2 nas células depende de duas etapas:
1. Ligação das proteínas *spike* aos receptores celulares, os receptores de enzima conversora de angiotensina 2 (ACE2).
2. Ativação da proteína S pelas proteases das células hospedeiras, as serinoproteases transmembrana 2 (TMPRSS2).

A ativação da proteína S por proteases celulares implica na clivagem da proteína S no local S1/S2 e S2' e permite a fusão das membranas virais e celulares, um processo conduzido pela subunidade S2.

Na sequência, outras etapas que são fundamentais no contexto da infecção viral são: penetração por endocitose, incorporação do RNA viral ao núcleo, formação de novos componentes virais pelo RNA mensageiro viral, maturação das partículas formadas e liberação de novos vírus.

Embora haja muitas semelhanças entre a proteína S do SARS-CoV e do SARS-CoV-2, algo estimado em 72%, o novo coronavírus apresenta afinidade muito mais alta ao receptor ACE2. Características particulares do domínio de ligação ao receptor da glicoproteína de espícula do SARS-CoV-2 conferem afinidade de ligação potencialmente maior para a ACE2 nas células hospedeiras, em comparação ao SARS-CoV. Com isso, infere-se que é necessário menor número de vírus para infectar uma célula e que o SARS-CoV-2 pode ser mais agressivo que o SARS-CoV (Fig. 1-3).

RESPOSTA IMUNE INICIAL/TEMPESTADE DE CITOCINAS/ ALTERAÇÕES NOS PROCESSOS DE COAGULAÇÃO
Inicialmente, o estado hiperinflamatório denominado de "tempestade de citocinas" foi relacionado de maneira bem robusta à gravidade e mortalidade nos pacientes com a COVID-19. Porém, evidências de anormalidades na coagulação e alta incidência de eventos trombóticos vêm sendo cada vez mais descritas nestes pacientes (Fig. 1-4).

Desde o início da pandemia, em Wuhan (China), trombocitopenia, elevação de D-dímero e tempo de protrombina foram relacionados com maior gravidade nestes pacientes. Estudos mais recentes correlacionaram achados de trombos de fibrina em microvasculatura pulmonar à maior mortalidade, o que corrobora o fato de que alterações de coagulação têm importante papel no processo fisiopatológico desta doença.

Processos imunológicos, como descritos acima e alterações na coagulação não parecem ser processos tão diversos assim. Fenômeno conhecido como imunotrombose já foi descrito para diversas infecções virais e decorre da ativação da cascata de complemento em resposta à infecção e desencadeamento do processo trombótico.

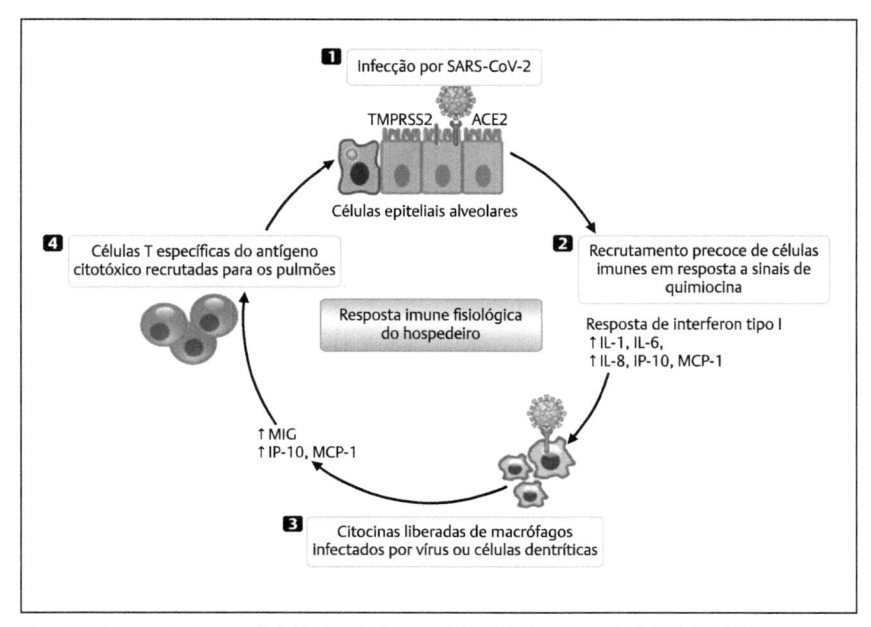

Fig. 1-3. Resposta imune fisiológica do hospedeiro à infecção pelo SARS-CoV-2.
1. O SARS-CoV-2 entra nas células epiteliais alveolares ligando-se à enzima conversora da angiotensina 2 (ACE2) por meio da proteína *spike* superficial (S) mediada pela serinoprotease transmembrana 2 (TMPRSS2). *2.* Recrutamento pulmonar de macrófagos e células dendríticas em resposta à liberação de quimiocinas e citocinas (fase inicial).
3. Infecção viral direta de macrófagos pulmonares e células dendríticas causa expressão de várias citocinas e quimiocinas pró-inflamatórias. *4.* Os vírus da fagocitose das células dendríticas nos pulmões migram para os órgãos linfoides secundários e ativam as células T específicas do antígeno, que viajam para os pulmões e destroem as células alveolares infectadas por vírus. (Fonte: Bohn et al, 2020.)[3]

Outro mecanismo importante relaciona-se ao dano endotelial ocasionado por ação viral direta que leva ao recrutamento e ativação de monócitos, com consequente exposição de fator tecidual e ativação da cascata de coagulação.

MANIFESTAÇÕES EXTRAPULMONARES DA COVID-19
Um dos pontos-chave da COVID-19 é a possibilidade de desenvolvimento de doença sistêmica, seja pela ligação viral direta pela presença do receptor ACE2 em múltiplos órgãos e sistemas, conforme descrito, seja pelo desencadeamento do estado hiperinflamatório ou pelas alterações de coagulação.

FISIOPATOLOGIA DA COVID-19 (INFECÇÃO PELO SARS-CoV-2)

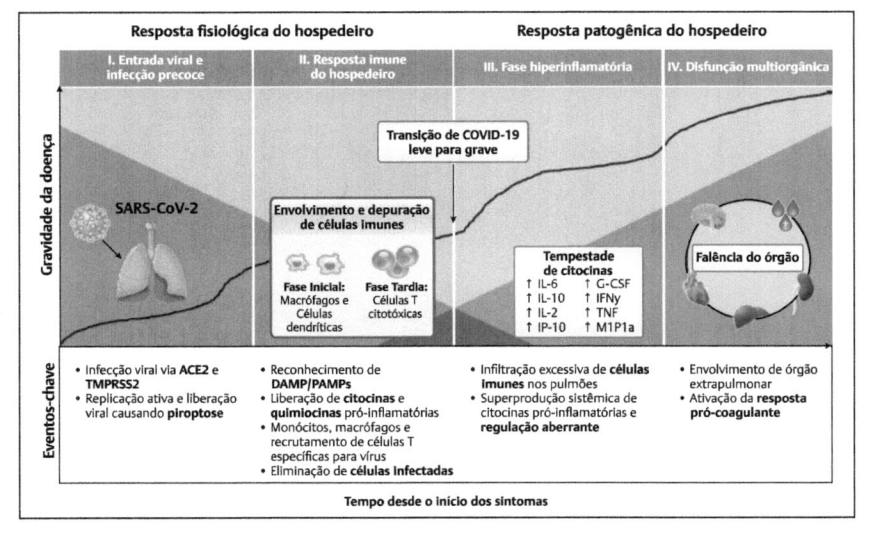

Fig. 1-4. Principais eventos na progressão fisiopatológica da COVID-19. Em cinza-escuro à esquerda está indicada a resposta fisiológica do hospedeiro viral ao longo do tempo, já, em sombreado cinza-escuro à direita, a resposta hiperinflamatória patogênica do hospedeiro ao longo do tempo. (Fonte: Bohn et al, 2020.)[3]

Em sequência são descritas características do acometimento extrapulmonar nesta doença (Fig. 1-5).

Acometimento Cardiovascular

Dano cardiovascular vem sendo cada vez mais observado em pacientes com evolução grave da COVID-19. Marcadores de injúria cardíaca, como troponinas e peptídeos natriuréticos cerebrais, têm sido elencados como marcadores importantes de gravidade da doença.

A maioria dos achados *post-mortem* tem evidenciado apenas lesão inflamatória aos cardiomiócitos e, embora material genético de SARS-CoV-2 tenha sido encontrado em biópsias endomiocárdicas, ainda é difícil estabelecer relação direta e dano secundário à invasão local.

Injúria Renal

Acometimento renal pode variar desde proteinúria leve a elevações de creatinina sérica, com consequente injúria aguda e falência orgânica. Estes achados são considerados atualmente importantes marcadores prognósticos na doença, especialmente em doentes críticos.

Envolvimento Extrapulmonar em COVID-19

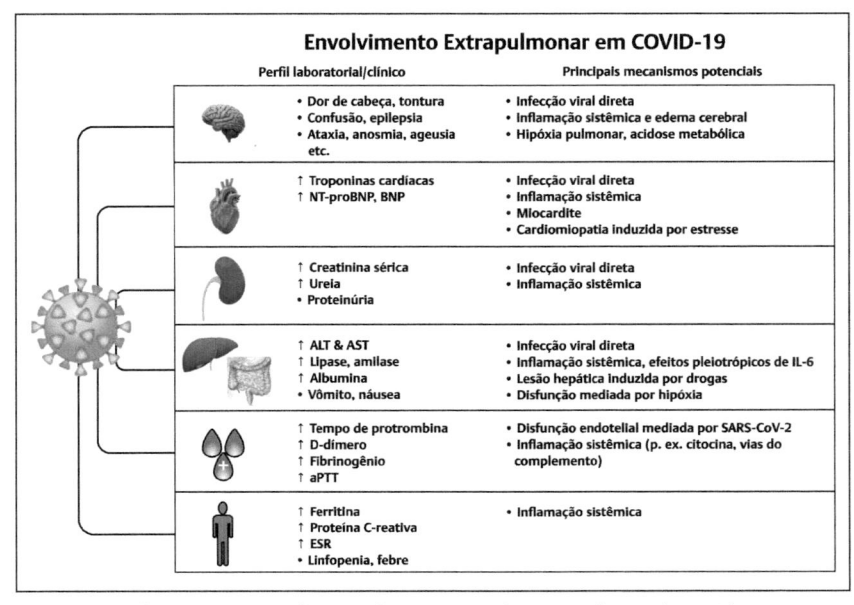

	Perfil laboratorial/clínico	Principais mecanismos potenciais
Cérebro	• Dor de cabeça, tontura • Confusão, epilepsia • Ataxia, anosmia, ageusia etc.	• Infecção viral direta • Inflamação sistêmica e edema cerebral • Hipóxia pulmonar, acidose metabólica
Coração	↑ Troponinas cardíacas ↑ NT-proBNP, BNP	• Infecção viral direta • Inflamação sistêmica • Miocardite • Cardiomiopatia induzida por estresse
Rim	↑ Creatinina sérica ↑ Ureia • Proteinúria	• Infecção viral direta • Inflamação sistêmica
Fígado/Pâncreas	↑ ALT & AST ↑ Lipase, amilase ↑ Albumina • Vômito, náusea	• Infecção viral direta • Inflamação sistêmica, efeitos pleiotrópicos de IL-6 • Lesão hepática induzida por drogas • Disfunção mediada por hipóxia
Coagulação	↑ Tempo de protrombina ↑ D-dímero ↑ Fibrinogênio ↑ aPTT	• Disfunção endotelial mediada por SARS-CoV-2 • Inflamação sistêmica (p. ex. citocina, vias do complemento)
Sistêmico	↑ Ferritina ↑ Proteína C-reativa ↑ ESR • Linfopenia, febre	• Inflamação sistêmica

Fig. 1-5. Envolvimento extrapulmonar da COVID-19. (Fonte: Bohn et al, 2020.)[3]

O receptor ACE2 é expresso nos rins, embora partículas virais não tenham sido encontradas com grande frequência em amostras renais *post-mortem* de pacientes com COVID-19. Mecanismo proposto para esta lesão é dano direto ao epitélio renal, com evolução para disfunção mitocondrial, necrose tubular aguda e perda proteica. Trombose e isquemia renais também vêm sendo elencadas como possíveis mecanismos.

Acometimento Hepático, Pancreático e Intestinal

As manifestações gastrointestinais podem incluir diarreia, náuseas, vômitos e dor abdominal. Muitos estudos vêm estabelecendo padrões e taxas de acometimento hepático, sendo este achado inclusive relacionado com o desenvolvimento de pneumonia grave.

Os receptores ACE2 são expressos em grande quantidade em hepatócitos, colangiócitos e células pancreáticas, o que explicaria, ao menos em parte, a predileção do SARS-CoV-2 por este sistema, e a frequência de manifestações atribuídas.

Injúria pancreática exócrina determinada pela presença de hiperamilasemia e hiperlipasemia vem sendo relatada em aproximadamente 12% dos infectados. Estas alterações devem, preferencialmente, ser confirmadas com exames imagiológicos em decorrência da baixa especificidade da lipase pancreática.

Outro achado importante é o dano à função endócrina do pâncreas, ocorrendo elevação das taxas glicêmicas, com provável mecanismo de lesão às células β pancreáticas, podendo ocorrer evolução para diabetes no período pós-infecção.

Pacientes diabéticos apresentam também maiores chances de desenvolvimento de complicações graves da doença, principalmente por causa da indução viral de disfunção pancreática levando à piora nos níveis glicêmicos, bem como desregulação imune, vasculopatia e coagulopatias, comumente já elencadas dentre as possíveis complicações crônicas da *diabetes mellitus*.

Acometimento do Sistema Nervoso Central e Periférico

As manifestações neurológicas na COVID-19 podem estar presentes em torno de 36,4 a 45,5% dos pacientes, aumentando quando é levado em conta o acometimento grave da doença. A maioria das manifestações inclui cefaleia, tontura, confusão mental, epilepsia, ataxia, hiposmia/anosmia, disgeusia/ageusia e síndrome de Guillain-Barré. Perda de olfato e paladar pode ser vista em até 80% dos pacientes com doença leve e moderada.

Os mecanismos fisiopatológicos básicos da invasão neurológica não foram completamente elucidados, porém alguns possíveis passos foram traçados, incluindo entrada pelos receptores ACE2 no endotélio de capilares sanguíneos com posterior neuroinvasão; edema de estruturas neurológicas, incluindo o tronco cerebral como resultado da violação da barreira hematoliquórica; hipercoagulabilidade como resultado da "tempestade de citocinas"; propagação por mecanorreceptores e quimiorreceptores para as vias aéreas inferiores. As alterações neurológicas vêm sendo estudadas como possíveis causas de hipóxia e acidose respiratória ou metabólica em estágios mais avançados da infecção.

CONCLUSÃO

Desde dezembro de 2019 o mundo passou a vivenciar a disseminação de uma doença infecciosa que já é considerada a segunda pior da história, estando atrás apenas da gripe espanhola, que matou milhões de pessoas no início do século XX.

Pesquisas científicas vêm sendo conduzidas a fim de esclarecer etapas da fisiopatologia, manifestações clínicas e sequelas da infecção, além do desenvolvimento de vacinas eficazes para o controle da doença.

Muitos mecanismos importantes associados a esta doença ainda precisam ser elucidados, inclusive aqueles relacionados com os processos imunológicos envolvidos e sítios-chave capazes de serem abordados por drogas com fins terapêuticos e cura da doença.

REFERÊNCIAS BIBLIOGRÁFICAS

1. Perlman S, Netland J. Coronaviruses post-SARS: update on replication and pathogenesis. Nat Rev Microbiol 2009;7(6):439-50.
2. Zou X, Chen K, Zou J, Han P, Hao J, Han Z. Single-cell RNA-seq data analysis on the receptor ACE2 expression reveals the potential risk of different human organs vulnerable to 2019-nCoV infection. Front Med 2020;14(2):185-92.
3. Bohn MK, Hall A, Sepiashvili L, Jung B, Steele S, Adeli K. Pathophysiology of COVID-19: Mechanisms underlying disease severity and progression. Physiology (Bethesda) 2020;35(5):288-301.

BIOSSEGURANÇA NA FONOAUDIOLOGIA

CAPÍTULO 2

Isabella Carolina Santos Bicalho

Segundo o Dicionário Caldas Aulete,[1] biossegurança é um conjunto de estudos e procedimentos voltados para o controle e a prevenção de eventuais problemas decorrentes de pesquisas biológicas e/ou por suas aplicações. Para a Agência Nacional de Vigilância Sanitária (ANVISA),[2] biossegurança é uma "condição de segurança alcançada por um conjunto de ações destinadas a prevenir, controlar, reduzir ou eliminar riscos inerentes às atividades que possam comprometer a saúde humana, animal e o meio ambiente". Os autores Pedro Teixeira e Silvio Valle (2012)[3] afirmam que biossegurança é o conjunto de ações voltadas para a prevenção, minimização ou eliminação de riscos inerentes às atividades de pesquisa, produção, ensino, desenvolvimento tecnológico e prestação de serviços, visando à saúde do homem e dos animais, à preservação do meio ambiente, e à qualidade dos resultados".

A grande importância da biossegurança está em garantir que qualquer procedimento científico seja seguro para os profissionais que o realizam, para os pacientes a quem é destinado e para o ambiente, e, ao mesmo tempo, ser capaz de gerar resultados de qualidade.[4]

O Conselho Federal de Fonoaudiologia publicou, em 15 de julho de 2020, o Manual de Biossegurança para a fonoaudiologia 2ª edição[5] com todas as informações necessárias para o profissional sobre higiene das mãos, paramentação e desparamentação dos Equipamentos de Proteção Individual (EPI), cuidados com o local de atendimento e material de uso compartilhado pelos pacientes.

Apesar de muitos profissionais de saúde considerarem a biossegurança como normas que dificultam a execução de seu trabalho, são essas regras que garantem a saúde tanto do trabalhador quanto de seus pacientes. O não cumprimento dessas regras pode acarretar problemas, como transmissão de doenças. É importante destacar que o cuidado e a preocupação com a biossegurança deveriam ser constantes na vida do fonoaudiólogo e não apenas durante a pandemia.

Umas das primeiras regras a serem seguidas é a imunização. O profissional de saúde deve manter a sua carteira de vacinação sempre atualizada. Todas as vacinas recomendadas pela Organização Mundial da Saúde (OMS) são fornecidas gratuitamente pelo Sistema Único da Saúde (SUS). De acordo com a Associação Nacional de Medicina do Trabalho, as vacinas recomendadas são contra as doenças: *influenza*, sarampo, caxumba, rubéola, difteria, tétano, coqueluche, hepatites A e B, varicela, meningocócicas conjugadas e meningocócica B.[5]

O local onde é realizado o serviço de saúde pode ser classificado em áreas críticas, semicríticas e não críticas, dependendo do potencial para transmissão de infecções. As áreas críticas são aquelas com risco aumentado de transmissão de infecção, onde se realizam procedimentos de risco com presença ou não de pacientes, ou onde existem pacientes com imunidade reduzida. Já as áreas semicríticas têm a presença de pacientes com doenças infecciosas com baixo risco de transmissão ou não infecciosas. E, por último, as áreas não críticas são aquelas onde não há pacientes e não são realizados procedimentos de risco.[5]

Durante a infecção cruzada na área da saúde, a contaminação pode acontecer de várias formas: dos pacientes para o profissional; do profissional para os pacientes; entre pacientes e por meio de objetos ou substâncias de um indivíduo a outro.

No intuito de evitar tal contaminação, deve-se realizar limpeza, desinfecção, esterilização e medidas de proteção:[6]

- *Limpeza:* a limpeza realizada diariamente com detergente é chamada de recorrente; em caso de exposição de matéria orgânica, é realizada a limpeza imediata; e a limpeza terminal é aquela limpeza geral, onde o chão, parede, móveis, luz, teto etc. são limpos.
- *Desinfecção:* realizada com substâncias à base de cloro, álcool a 70%, quaternário de amônio e outras substâncias. A ANVISA, em nota técnica n° 47, relacionou todos os produtos que podem ser usados em substituição ao álcool a 70%.[7]

É importante enfatizar a necessidade de desinfecção de todo o material que é compartilhado entre os pacientes de atendimento ambulatorial. A escolha de brinquedos e jogos para as atividades terapêuticas deve ser feita pensando na facilidade de higienização dos mesmos, e pela possibilidade de serem plastificados ou envoltos em papel-filme. Caso não possam ser protegidos pelo plástico, eles devem ser desinfetados com álcool a 70%. Os colchonetes, tatames e placas emborrachadas devem ser higienizados com água e sabão ou álcool a 70%. Materiais de difícil higienização, como brinquedos de tecidos diversos, devem ser de uso individual ou passar por processos específicos de higienização.[5]

- *Esterilização:* processo que visa destruir ou eliminar todas as formas de vida microbiana presentes, por meio de processos físicos (autoclave), químicos (produtos esterilizantes) ou físico-químicos.

  Durante a avaliação audiológica, em caso de impossibilidade do uso de espéculos e olivas descartáveis, e diante contato direto com secreções purulentas, estes devem ser esterilizados.[8]

- *Medidas de proteção:* as medidas de proteção podem ser coletivas, que estão relacionadas com o risco no ambiente de trabalho, e as medidas de proteção individual (EPI).
  - EPI: o uso vai depender da área e local de atuação do profissional de saúde, levando em consideração o risco em que o fonoaudiólogo é exposto: touca ou gorro; óculos de proteção ou protetor facial (*face shield*); máscaras (cirúrgicas e N95 ou similar); avental ou capote (impermeável ou não) de manga comprida; luvas de procedimento; sapatos fechados; e, em alguns casos, o propé.

  Dentro das áreas de atuação da Fonoaudiologia, algumas atividades apresentam grande risco de aerossolização, independente do local de atuação, sendo que a avaliação e reabilitação da disfagia são as principais delas. Nestes casos, o profissional deve usar os EPIs completos, independente de o paciente apresentar sintoma respiratório ou não, em decorrência do grande número de indivíduos contaminados, mas assintomáticos.

  Em atendimentos ambulatoriais a pacientes sem sintomas respiratórios, a ANVISA orienta a higiene de mãos, o uso de máscara cirúrgica e EPIs de acordo com as precauções padrão e, se necessário, precauções específicas. Em pacientes com sintomas respiratórios, são indicados higiene de mãos, óculos de proteção ou protetor facial, máscara cirúrgica, avental e luvas de procedimento.[9]

  Tão importante quanto usar os EPIs, os profissionais precisam se capacitar quanto ao uso desses equipamentos. A paramentação e desparamentação de maneira adequada é uma forma eficaz de se evitar contaminação entre os profissionais da área da saúde.[9]

- *Ordem adequada de paramentação:* álcool gel nas mãos, gorro, máscara (sem tocar a face interna ou externa, pegando apenas no elástico e abas laterais), óculos ou protetor facial, avental, luva.
- *Ordem adequada de desparamentação:* retirar a luva, álcool gel nas mãos, retirar o avental, álcool gel nas mãos, retirar os óculos ou protetor facial, álcool gel nas mãos, retirar a máscara, álcool gel nas mãos e retirar a touca. Os óculos ou protetor facial devem ser desinfetados após o uso.

A higienização das mãos está presente nas metas internacionais de segurança do paciente e o profissional deve realizá-la em cinco momentos durante sua atividade profissional: antes de tocar o paciente; antes de realizar procedimento asséptico, após risco de exposição a fluidos corporais, após tocar o paciente e após tocar superfícies próximas ao paciente. A higiene pode ser feita com água e sabão ou álcool em gel a 70%.[5]

Em relação ao uso das máscaras pelos profissionais de saúde, estudos da Hearing Review mostraram que o uso da máscara cirúrgica atenua a voz de 3 a 4 dB e a máscara N95 até 12 dB, sendo que as frequências mais acometidas estão entre 2.000 e 7.000 Hz. Além da redução da intensidade vocal, as máscaras também impedem a leitura labial, com isso há piora da inteligibilidade de fala e comunicação, principalmente com aqueles indivíduos com deficiência auditiva.[10] Porém, as máscaras de pano ou com visores transparentes não são eficazes como forma de proteção do coronavírus, e não devem ser usadas pelo fonoaudiólogo durante o exercício da sua profissão.[5,11]

A pandemia causada pelo novo coronavírus trouxe, de benefício, o alerta para a importância da biossegurança para toda a população, mas principalmente para os profissionais de saúde. É importante que os fonoaudiólogos mantenham os cuidados necessários para segurança da sua saúde e a do seu paciente, independente da presença mundial de um vírus com taxa de contágio tão alta. Higiene das mãos, máscara, etiqueta respiratória e higiene de equipamentos terapêuticos podem salvar vidas.

REFERÊNCIAS BIBLIOGRÁFICAS

1. Dicionário Caldas Aulete Online. Lexikon Editora Digital Ltda. [Internet]. [Acesso em 20 ago 2020.] Disponível em: http://www.aulete.com.br/biossegurança.
2. Brasil. Agência Nacional de Vigilância Sanitária. Conceitos e definições. [Acesso em 20 ago 2020.] Disponível em: http://portal.anvisa.gov.br/sangue/conceitos-e-definicoes.
3. Teixeira P, Valle S. Biossegurança: uma abordagem multidisciplinar. 2. ed. Rio de Janeiro: Fiocruz; 2012.
4. Lessa D. Biossegurança, o que é?. [Acesso em 20 ago 2020.] Disponível em https://portal.fiocruz.br/noticia/biosseguranca-o-que-e.
5. Conselho Federal de Fonoaudiologia. Manual de Biossegurança para a fonoaudiologia. 2a ed. – Revisada e ampliada. Brasília, DF; 2020. [Acesso em 20 ago 2020.] Disponível em: https://www.fonoaudiologia.org.br/cffa/wp-content/uploads/2020/07/CFFa_Manual_Biosseguranca.pdf.
6. Brasil. Ministério da Saúde. Secretaria de Atenção à Saúde. Coordenação-Geral das Unidades Hospitalares Próprias do Rio de Janeiro. Orientações gerais para central de Esterilização. Brasília; 2001. [Acesso em 2 jul 2020.] Disponível em http://bvsms.saude.gov.br/bvs/publicacoes/orientacoes_gerais_central_esterilizacao_p2.pdf.
7. Brasil. Agência Nacional de Vigilância Sanitária. Nota Técnica n° 47/2020/SEI/COSAN/GHCOS/DIRE3/ANVISA. Brasília; 2020. [Acesso em 20 set 2020.] Disponível em: http://portal.anvisa.gov.br/documents/219201/4340788/Nota+T%C3%A9cnica+47.pdf/242a3365-2dbb-4b58-bfa8-64b4c9e5d863.
8. Fernandes C, Canto G. Biossegurança na clínica fonoaudiológica. Salvador: Mente Aberta; 2019.

9. Brasil. Agência Nacional de Vigilância Sanitária. Nota Técnica n° 04/2020/ GVIMS/GGTES/ANVISA. Brasília; 2020. [Acesso em 20 set 2020.] Disponível em: http://portal.anvisa.gov.br/documents/33852/271858/Nota+T%C3%A9cnica+n+04-2020+GVIMS-GGTES-ANVISA-ATUALIZADA/ab598660-3de4-4f14-8e6f-b9341c196b28.
10. Goldin A, Weinstein BE, Shiman N. How do medical masks degrade speech perception? Hearing Review 2020;27(5):8-9.
11. Brasil. Agência Nacional de Vigilância Sanitária. Orientações Gerais – Máscaras faciais de uso não profissional. Brasília; 2020. [Acesso em 20 set 2020.] Disponível em: https://agenciabrasilia.df.gov.br/wp-conteudo/uploads/2020/04/NT-Máscaras-Tecido-Anvisa.pdf-2.pdf.

DISFAGIA NA COVID-19: AVALIAÇÃO E INTERVENÇÃO

CAPÍTULO 3

Maria Carolina Moraes

De acordo com a literatura, pacientes com diagnóstico de COVID-19 podem apresentar como sintomas: tosse, febre, dispneia, odinofagia, mialgia, cefaleia, fadiga, anosmia e ageusia, além de sintomas gastrointestinais.[1] Alguns pacientes evoluem de forma grave com eventos cerebrovasculares, encefalopatia, síndrome de Guillian-Barré e falência de múltiplos órgãos.[2] De acordo com Wu et al.,[3] a síndrome do desconforto respiratório agudo pode acometer entre 10-20% dos pacientes exigindo intubação orotraqueal prolongada ($\geq$ 48 horas) com longa internação na unidade de terapia intensiva (UTI), levando o paciente a apresentar fraqueza muscular grave, rigidez articular, déficits cognitivos e psicológicos, diminuição da mobilidade e funcionalidade, e também quadro de disfagia.

A disfagia orofaríngea poderá ser uma complicação associada à ventilação mecânica (VM) por intubação orotraqueal (IOT) prolongada ou traqueostomia (TQT), quadros respiratórios agudos que necessitam de alta concentração de oxigênio ou de ventilação mecânica não invasiva.

Vários estudos apontam a intubação orotraqueal prolongada como a principal causa da disfagia orofaríngea em pacientes com COVID-19. Frajkova et al.[4] descrevem 6 mecanismos potenciais para o desenvolvimento da disfagia em pacientes em cuidados intensivos e que passaram por intubação orotraqueal prolongada: trauma orofaríngeo e laríngeo; fraqueza neuromuscular; sensibilidade laríngea reduzida; alteração do sensório (*delirium*); refluxo gastroesofágico e coordenação da respiração com a deglutição prejudicada. Além dos fatores descritos, os pacientes com COVID-19 têm características específicas, como a redução da função pulmonar, respiração curta e enfraquecida, e a possibilidade de desenvolverem fibrose pulmonar. O uso de bloqueadores neuromusculares, sedação por tempo mais prolongado, comorbidades prévias à COVID-19, idade avançada, estado nutricional alterado ou déficit cognitivo podem justificar uma maior ou menor dificuldade de deglutir nesses pacientes.[5]

No início da pandemia, quando tudo era ainda muito desconhecido e incerto, discutiram-se, em instituições, associações e órgãos de classe, a atuação do fonoaudiólogo com os pacientes portadores da COVID-19 e a real necessidade do fonoaudiólogo na equipe multiprofissional que atuaria na linha de frente com esse paciente. A maior preocupação relacionava-se com a exposição ao vírus, que é altamente contagioso, visto que o atendimento fonoaudiológico é realizado em proximidade com o trato aerodigestivo e a possibilidade da realização de procedimentos geradores de aerossol. Contudo, concluiu-se que a falta de intervenção em pacientes com risco para disfagia ou em pacientes disfágicos aumentaria a possibilidade de outras comorbidades, como desidratação, desnutrição, pneumonia aspirativa e, consequentemente, piora do quadro, e internação ainda mais prolongada ou necessidade de reinternação. Mohan *et al.*[6] recomendam que seja obrigatória a triagem/avaliação da deglutição, realizada por um fonoaudiólogo, nos fluxos de atendimento a esses pacientes.

AVALIAÇÃO FONOAUDIOLÓGICA NO PACIENTE COM COVID-19

Vários artigos citam a triagem como uma importante ferramenta para identificar precocemente o maior número de pacientes com risco para a disfagia. Ela deverá ser considerada visto que pode ser realizada tanto pelo fonoaudiólogo quanto por outro membro da equipe multiprofissional que esteja treinado para a aplicação do protocolo escolhido pela instituição, diminuindo os riscos de contaminação pela entrada de um número menor de profissionais no ambiente.

O *Eating Assessment Tool* (EAT-10), o *Toronto Bedside Swallowing Screening Test* (TOR_BSST), o Protocolo de Avaliação de Risco para Disfagia versão triagem (PARDt) e o Protocolo de *Yale Swallow* (3 oz *of water*) são exemplos de ferramentas utilizadas.[2] A busca ativa por pacientes com risco para a disfagia também poderá ser realizada mediante a leitura ou sinalização nos prontuários ou por meio da aplicação de questionários/protocolos realizados à distância – ligação telefônica, por exemplo, ou pelos recursos digitais. Cada instituição poderá definir o teste a ser realizado ou protocolo utilizado, de acordo com suas particularidades.[7]

Pacientes com qualquer doença neurológica prévia, que foram submetidos a cirurgia de cabeça e pescoço, ventilação mecânica prolongada, em uso de sondas para alimentação, entre outras situações que aumentam o risco para a disfagia, deverão passar pela avaliação imediata e detalhada da deglutição, que deverá ser realizada pelo fonoaudiólogo. Fritz *et al.*[8] referem que atrasar o atendimento de pacientes disfágicos é um risco significativo e que a avaliação e o tratamento da disfagia não devem ser subestimados. Apesar de ainda desconhecida, relatos demonstram que a prevalência da disfagia em pacientes com COVID-19 é um achado frequente.

Ao realizar a avaliação, o fonoaudiólogo deverá usar os equipamentos de proteção individual (EPIs), evitando exposição e contágio pela COVID-19. O Departamento de Fonoaudiologia da Associação de Medicina Intensiva Brasileira (AMIB) também aconselha a higienização das mãos (lavagem com água e sabão ou com a utilização de álcool em gel a 70%) e seguir os passos conforme as diretrizes atualizadas da Organização Mundial da Saúde (OMS) e da comissão de controle de infecção hospitalar (CCIH) de cada instituição. Treinamento adequado para a paramentação e desparamentação deve ser realizado com toda a equipe de fonoaudiólogos previamente. Além do uso correto e permanente dos EPIs durante a avaliação fonoaudiológica, outras recomendações importantes devem ser seguidas, como manter cerca de 1 a 2 metros de distância do paciente para avaliar a função oromotora e, quando não for possível manter essa distância, que o fonoaudiólogo fique ao lado da cama, evitando ficar de frente para o paciente. A avaliação da tosse, reflexo de vômito, palpação laríngea, ausculta cervical e exames exaustivos da cavidade oral devem ser evitados, segundo alguns autores. Se a ausculta cervical for necessária, o fonoaudiólogo deverá usar o estetoscópio do leito do paciente e realizar a higienização adequada. Fong *et al.*[9] sugerem a higienização do estetoscópio assim como do oxímetro de pulso com lenços umedecidos com álcool (teor de etanol 70%), pelo menos, três vezes antes de serem usados em outro paciente.

Restos de alimentos e espessantes, recipientes e utensílios (de preferência descartáveis) utilizados para a avaliação direta da deglutição em pacientes hospitalizados devem ser descartados após o uso, em local indicado, dentro da área de isolamento. Para pacientes em avaliação domiciliar ou em instituições de longa permanência, os resíduos devem ser colocados em lixeira com saco de lixo no quarto do paciente antes do descarte com outros resíduos domésticos. Pratos e talheres usados durante a avaliação fonoaudiológica devem ser limpos com água e sabão ou detergente comum após o uso e podem ser reutilizados.

A avaliação de pacientes traqueostomizados deverá ser realizada após a negativação do exame visto que a manipulação do *cuff* é um procedimento que pode gerar aerossóis. Se não for possível aguardar, deve-se discutir com a equipe multiprofissional o melhor momento para realizar o procedimento.[10]

Recomenda-se que a avaliação fonoaudiológica seja realizada em pacientes conscientes e com estado respiratório estável. Pacientes em oxigenoterapia através de máscara ou cateter de alto fluxo, ou em suporte ventilatório através de BIPAP devem ter o ajuste garantido ou a remoção segura do equipamento para a avaliação da deglutição. É muito importante discutir previamente sobre o quadro respiratório com a equipe multiprofissional e monitorar os dados vitais do paciente durante todo o procedimento, em especial a saturação de oxigênio e a frequência respiratória. Se ocorrer alguma alteração dos dados vitais, deve-se retornar com o equipamento de oxigenoterapia e comunicar toda a equipe que assiste o paciente.

A avaliação da disfagia pode ser clínica e/ou instrumental. Se necessário, devemos pensar em combinar os dois tipos de avaliação. A avaliação clínica é mais subjetiva e usada para identificar os pacientes com risco de disfagia, enquanto a instrumental (por exemplo, a videofluoroscopia da deglutição e a videoendoscopia da deglutição ou avaliação endoscópica flexível) é objetiva e usada para diagnosticar a deficiência e determinar o planejamento terapêutico. A avaliação instrumental deverá ser realizada conforme a necessidade do paciente e em concordância com a equipe multidisciplinar, visto que o procedimento pode provocar espirro e/ou tosse e, portanto, pode gerar aerossóis. A recomendação é postergar essa avaliação instrumental e, se não for possível, dar preferência à videofluoroscopia da deglutição por ser mais segura que a videoendoscopia da deglutição.[2]

Então, após o estudo do caso e paramentação adequada, o fonoaudiólogo deverá iniciar a avaliação da deglutição. O ideal é que tenhamos um protocolo para facilitar a anotação e posterior análise dos dados para possíveis comparações e registros científicos. Julgo importante avaliarmos, mesmo que superficialmente em um primeiro momento, outros aspectos fonoaudiológicos que são de extrema relevância para uma melhor compreensão do quadro e que nos auxiliarão posteriormente no processo de reabilitação do paciente: linguagem (oral e não verbal); fala (inteligibilidade); aspectos cognitivos; audição (se está diminuída ou não) e qualidade vocal.

Como exposto anteriormente, os pacientes que passaram por IOT são considerados como os mais propensos a desenvolver disfagia orofaríngea. Os distúrbios somatossensoriais e a cognição prejudicada podem estar presentes aumentando ainda mais os riscos de aspiração. A literatura propõe períodos entre 24 a 48 horas após a extubação para avaliar a deglutição dos pacientes, mas estudos e revisões atualizadas concentram-se na prontidão do paciente e observam que não há a necessidade de aguardar 24 horas.[2] Lima *et al.*[11] compararam 101 pacientes adultos de UTI com diagnóstico de COVID-19 que foram submetidos a IOT prolongada com pacientes críticos de UTI da mesma instituição também submetidos a IOT prolongada. Concluíram que a disfagia após extubação foi comum aos dois grupos. Porém, um maior número de pacientes críticos sustentou disfagia na alta da UTI. Os pacientes com COVID-19 permaneceram intubados por mais tempo e necessitaram de menos sessões de reabilitação da deglutição para retornar à alimentação por via oral de forma segura.

A avaliação fonoaudiológica deverá ser realizada de forma rápida e pontual a fim de minimizar o tempo com o paciente. Portanto, todo o material a ser utilizado na avaliação fonoaudiológica, como instrumentos para medir os dados vitais, alimentos de diferentes consistências, espátulas, lanternas, entre outros, deverá estar preparado e disponível para que não seja necessária a saída e nova entrada no quarto do paciente. Dados sobre a saúde nutricional e geral do paciente deverão ser anotados. De forma rápida e precisa, avaliar a presença/ausência de mobilidade e tremores. Avaliar os pares de nervos cranianos (mímica facial) e os órgãos fonoarticulatórios (OFAs):

- *Lábios e língua:* avaliar a sensibilidade, mobilidade, força (tonicidade) e a postura.
- *Bochechas:* avaliar a resistência (tonicidade).
- *Dentição:* estado e conservação, falhas dentárias, mobilidade dentária, presença ou ausência de próteses dentárias ou edentulismo.
- *Região vestibular:* presença de lesões, aspecto e a coloração.
- *Sensibilidade:* intraoral e facial. Avaliar a quantidade e o aspecto da saliva, se a deglutição ocorre de forma espontânea ou somente mediante estimulação e a presença de escape extraoral.

Se possível, ou seja, se o paciente apresentar um bom desempenho na avaliação indireta da deglutição, sem alteração dos dados vitais, iniciar em sequência a avaliação direta da deglutição.

A consistência a ser testada, a quantidade e os utensílios (de preferência descartáveis) serão escolhidos de acordo com a avaliação das estruturas e com a avaliação indireta (deglutição da saliva). O ideal é fazer as anotações de cada aspecto observado com cada consistência testada.

Durante a oferta do alimento, observar:

- Propriocepção oral/sensibilidade.
- Prontidão para alimentar-se; eficiência da captação; preparação do bolo.
- Presença de escape extraoral/sialorreia; desempenho quanto ao vedamento labial.
- Deglutições presentes de forma espontânea ou apenas mediante estimulação.
- Tempo de trânsito intraoral.
- Deglutição eficiente ou não; completa/incompleta (resíduos alimentares em cavidade oral); presença de deglutições múltiplas.
- Necessidade de manobras posturais e/ou facilitadoras;
- Função da laringe – movimentos de anteriorização e elevação.
- Presença de tosses/engasgos – antes, durante ou após a deglutição.
- Presença de regurgitação nasal.
- Qualidade vocal alterada ("voz molhada").
- Ausculta cervical (positiva/negativa) se for extremamente necessária por causa da proximidade com o paciente.
- Quadro respiratório; coloração facial; coordenação da respiração com a deglutição.
- Mudança dos parâmetros clínicos/dados vitais.

- Aceitação quantitativa.
- Tempo gasto na refeição. Se julgar importante, o examinador deverá avaliar outros aspectos. Apesar da importância de seguir um protocolo institucional, o examinador não deverá se prender a uma avaliação fixa. É importante que o fonoaudiólogo tenha a liberdade e habilidade para julgar o que é necessário e possível naquele momento da avaliação.[12]

Observamos que a avaliação funcional da deglutição permite identificar as dificuldades apresentadas no processo da deglutição, a presença ou risco de penetração e/ou aspiração do alimento deglutido, determinar a causa das dificuldades, oferecer maior segurança na manutenção ou reintrodução da alimentação por via oral e a melhor consistência a ser utilizada.

A anosmia e a ageusia são sintomas prevalentes relatados por vários autores. Estima-se que cerca de metade dos pacientes com COVID-19 perde o olfato e o paladar.[13] Esses sintomas podem durar semanas ou meses e geralmente se apresentam de forma isolada, ou seja, sem outros sintomas significativos. Faz parte de a avaliação fonoaudiológica considerar o olfato e o paladar dos pacientes. O olfato poderá ser avaliado por meio do teste de olfato que consiste em solicitar ao paciente que cheire odores diversos e relate se está sentindo ou não cheiro. O paladar poderá ser avaliado oferecendo ao paciente diferentes sabores.[14]

Após o término da avaliação, o fonoaudiólogo deverá seguir as orientações da CCIH de sua instituição com relação a outros atendimentos em sequência e desparamentação. A anotação em prontuário é obrigatória e deverá conter dados da avaliação da deglutição, como procedimentos realizados, consistências e volumes das dietas ofertadas, desempenho do paciente, diagnóstico (tipo/grau da disfagia), conduta e planejamento terapêutico.

INTERVENÇÃO FONOAUDIOLÓGICA NO PACIENTE COM COVID-19

A intervenção eficaz no paciente disfágico com COVID-19 depende de um diagnóstico preciso obtido por meio da anamnese e da avaliação fonoaudiológica e de um bom planejamento terapêutico. Após executar todos os processos já descritos no item de avaliação fonoaudiológica, o profissional será capaz de definir suas condutas, traçar o prognóstico, discutir com a equipe multiprofissional sobre o caso e orientar os pacientes, familiares e cuidadores. É preciso ciência de que quanto mais precoce a detecção do risco para a disfagia, a avaliação da deglutição e o início do acompanhamento fonoaudiológico aos pacientes disfágicos, menores são os riscos de agravamento do quadro clínico do paciente e maiores são as chances de um prognóstico positivo.

O paciente com ou após COVID-19 poderá apresentar quadros diversos, sendo alguns assintomáticos e outros com agravamento importante do quadro. Pesquisas sugerem que quanto maior a carga viral, maior a possibilidade de agravamento da doença e maior a transmissibilidade para outras pessoas. Portanto, os cuidados com a segurança de todos os profissionais envolvidos na assistência do paciente, incluindo o fonoaudiólogo, deverão ser os mesmos já expostos anteriormente.[15]

Diante dessa realidade, precisamos estabelecer estratégias e planejamentos terapêuticos apropriados para esses pacientes disfágicos. Sendo assim, o fonoaudiólogo deverá elaborar programas de reabilitação com técnicas específicas, controlando os riscos de aerossolização, tais como tosse, aspiração, desinsuflação do *cuff* em pacientes TQT, manipulação direta da cavidade bucal, manobras como deglutição supraglótica (que envolve a tosse voluntária) entre outras. O treinamento muscular respiratório por meio de incentivadores respiratórios também deve ser evitado visto que os aparelhos exigem o sopro para que o exercício seja realizado. Caso seja necessária a utilização de quaisquer desses recursos geradores de aerossóis, o profissional deverá estar devidamente paramentado e posicionar-se a uma distância de pelo menos 1,5 metros.[2]

Aconselha-se que a intervenção nos pacientes traqueostomizados seja discutida e analisada caso a caso com a equipe multiprofissional visto que alguns procedimentos, tais como a aspiração endotraqueal, a desinsuflação do *cuff*, a adaptação de dispositivos como as válvulas de fala e deglutição e o treino de via oral, são procedimentos geradores de aerossóis. Muitos autores sugerem que a intervenção inicie apenas quando o exame para COVID-19 estiver negativado. A decanulação também poderá ser adiada até a confirmação de resultados negativos do teste para COVID-19.[16]

A intervenção fonoaudiológica deverá iniciar de preferência com o paciente alerta, responsivo e estável hemodinamicamente. O ideal é que o paciente esteja bem posturado, com o corpo e a cabeça alinhados. A higiene bucal é de extrema importância e deverá ser discutida com a equipe de odontologia e/ou enfermagem da instituição.

As técnicas mais usadas na intervenção fonoaudiológica e que podem ser indicadas aos pacientes disfágicos com COVID-19 são: manobras posturais, adaptação da consistência e volume da dieta, e modificações de utensílios.

Os exercícios oromiofuncionais são indicados quando é preciso adequar a força e a mobilidade dos OFAs. Também auxiliam no controle da fase de preparo, organização, qualificação do bolo e ejeção. Podem ser progressivos, com variação da intensidade e frequência, de acordo com a evolução do paciente. Deglutição com esforço, deglutição múltipla, *tongue-hold*, Shaker também podem ser indicados pela baixa exposição a aerossóis.

Durante a terapia direta da deglutição devemos sempre incentivar a autonomia para a alimentação. Em alguns casos, o paciente não terá essa independência por questões cognitivas ou questões relacionadas com a fraqueza generalizada em razão da imobilidade e/ou perda de massa muscular, principalmente, naqueles mais gravemente afetados pelo vírus.[17]

Nos casos de anosmia duradoura podemos realizar o treinamento do olfato, visto que é seguro, simples, de baixo custo e que poderá ser realizado à beira do leito ou pelo próprio paciente em casa. Esse treinamento consiste em solicitar ao paciente que cheire de 15 a 20 segundos odores diversos, concentrando-se na atividade e buscando ativar a memória. Os odores mais encontrados na literatura referem-se ao limão, eucalipto, rosa e cravo. Um estudo de Al Aïn S[18] investigou os efeitos do treinamento olfatório intensivo e concluiu que a prática melhora a função olfatória geral.

Alguns trabalhos apontam a instabilidade e fatigabilidade frequentes nos pacientes portadores de COVID-19, o que limita a intervenção principalmente nos casos moderados e graves. Mas a literatura também menciona tratamentos de sucesso, com breve período de intervenção, mesmo naqueles pacientes que fizeram uso de ventilação mecânica. Infelizmente os dados são ainda insuficientes e muitas pesquisas vêm sendo realizadas com o propósito de traçar o perfil desses pacientes disfágicos.

Alguns pacientes são transferidos do ambiente hospitalar para o ambiente domiciliar, e a necessidade do acompanhamento fonoaudiológico permanece. Outros pacientes são tratados no domicílio e, nesses casos, o fonoaudiólogo deve oferecer a assistência necessária e manter todos os cuidados relacionados com a proteção e a segurança, e o uso correto dos EPIs.

Muitos autores recomendam o uso de telessaúde sempre que possível. Essa nova prática em nossa profissão foi autorizada pelo Conselho Federal de Fonoaudiologia que publicou, em 17 de março de 2020, orientações sobre o teleatendimento, considerando as condições emergenciais do momento. Com o objetivo de reduzir o número de profissionais no atendimento ao paciente, o teleatendimento poderá ser utilizado nas triagens e nos atendimentos fonoaudiológicos aos pacientes disfágicos. Estudos pré-pandemia fornecem informações positivas para o uso, principalmente, em pacientes adultos.

Ainda não temos estabelecidos dados robustos sobre a disfagia em pacientes acometidos por COVID-19. Estudos sugerem que a disfagia é um sintoma comum seja pela IOT, pelo quadro respiratório agravado do paciente, pelo uso de medicamentos (principalmente bloqueadores neuromusculares e sedações), por déficits neurológicos ou cognitivos, pela imobilidade do doente crítico, por questões nutricionais e perda de massa muscular ou até mesmo pela associação desses fatores. O importante é que a disfagia pode estar presente e deve ser precocemente considerada, diagnosticada e tratada.

Se pesquisarmos o significado da palavra intervenção, verificaremos que intervir refere-se ao fato de influir, interferir ou interceder sobre o desenvolvimento; por conseguinte, uma grande responsabilidade para todos nós, profissionais da saúde. Por isso, é muito importante estabelecermos nossos objetivos com cada paciente, priorizando procedimentos com qualidade e segurança e que garantam a qualidade de vida. Nem sempre conseguiremos reabilitar o paciente à sua função normal de deglutir e muitas vezes teremos que optar, em determinado momento, após discussão com a equipe multiprofissional, por uma via alternativa de alimentação. Porém, é importante tentarmos diminuir o impacto dessa alteração na vida do paciente e seus familiares, resgatando, mesmo que minimamente, o prazer de se alimentar por via oral, se esse for o desejo do paciente.

REFERÊNCIAS BIBLIOGRÁFICAS

1. Freitas AS, Zica GM, Albuquerque CL. Pandemia de coronavírus (COVID-19): o que os fonoaudiólogos devem saber. CoDAS 2020;32(3):e20200073.
2. Sociedade Brasileira de Fonoaudiologia. Atuação Fonoaudiológica Hospitalar com a COVID-19. [Internet] 2020 Disponível em: https://materiais.sbfa.org.br/fono-hospitalar-covid19.
3. Wu Z, Mcgoogan JM. Characteristics of and important lessons from the Coronavirus Disease 2019 (COVID-19) outbreak in China: Summary of a Report of 72.314 cases from the Chinese Center for Disease Control and Prevention. JAMA 2020;323(13):1239-42.
4. Frajkova Z, Tedla M, Tedlova E, Suchankova M, Geneid A. Postintubation dysphagia during COVID-19 outbreak-contemporary review. Dysphagia 2020;35:549-57.
5. Martínez JRD, Higuera NFO, Gil JCG, Herrera LFC, Ruíz JAD, Rodriguez JNM, et al. Rehabilitación intrahospitalaria en el paciente con COVID-19. Revista Colombiana de Medicina Física y Rehabilitación 2020;30(1).
6. Mohan R, Mohapatra B. Shedding light on dysphagia associated with covid-19: the what and the why. OTO Open April 2020.
7. Soldatova L, Williams C, Postma GN, Falk GW, Mirza N. Virtual dysphagia evaluation: practical guidelines for dysphagia management in the context of covid-19 pandemic. Otolaryngol Head Neck Surg 2020;163(3):455-8.
8. Fritz MA, Howell RJ, Brodsky MB, Suiter DM, Dhar SI, Rameau A, et al. Moving forward with dysphagia care: implementing strategies during the COVID-19 pandemic and beyond. Dysphagia 2020.
9. Fong R, Tsai KCF, Tong MCF, Lee KYF. Management of dysphagia in nursing homes during the COVID-19 pandemic: strategies and experiences. SN Compr Clin Med 2020;2:1361-1365.
10. Associação de Medicina Intensiva Brasileira. Recomendações do Departamento de Fonoaudiologia da AMIB referente ao atendimento aos pacientes portadores ou com suspeita de COVID-19 na terapia intensiva e no ambiente hospitalar. [Internet] 2 Abril 2020. Disponível em: https://www.amib.org.br/ 2020.

11. Lima MS, Sassi FC, Medeiros GC, Ritto AP, Andrade CRF. Preliminary results of a clinical study to evaluate the performance and safety of swallowing in critical patients with COVID-19. Clinics. 2020;75:e2021.
12. Alves NSG. O fundamental da avaliação fonoaudiológica do paciente disfágico. In: Costa M, Castro LP. Tópicos em deglutição e disfagia. Rio de Janeiro: Medsi; 2003. p. 9-18.
13. Vaira LA, Salzano G, Deiana G, De Riu G. Anosmia and ageusia: common findings in COVID-19 patients. Laringoscópio 2020;130(7):1787.
14. Abscent. [Internet]. [Acesso em 07 set 2020.] Disponível em: https://abscent.org/.
15. World Health Organization. Gerenciamento clínico de COVID-19: Interim guidance [Internet] 27 Maio 2020. Disponível em: https://apps.who.int/iris/bitstream/handle/10665/332196/WHO-2019-nCoV-clinical-2020.5-eng.pdf.
16. Brodsky MB, Gilbert RJ. The long-term effects of Covid-19 on dysphagia evaluation and treatment. Arch Phys Med Rehabil 2020.
17. Clavé P, Arreola V, Martín A, Costa A, Nascimento W, Carrión S, et al. Basic procedures to assess and treat oropharyngeal dysphagia in patients with covid-19 infection. Expert opinon practical guidance from hospital de Mataró, Catalonia, Spain. V1, April 6th, 2020.
18. Al Aïn S, Poupon D, Hétu S, Mercier N, Steffener J, Frasnelli J. Smell training improves olfactory function and alters brain structure. Neuroimage 2019;189:45-54.

ABORDAGEM FONOAUDIOLÓGICA NA REABILITAÇÃO FUNCIONAL DO OLFATO

CAPÍTULO 4

Andréa de Melo Cesar
Meline Duarte Lima

No final de 2019, um novo coronavírus, nomeado SARS-CoV-2, foi identificado como a causa de um surto de doença respiratória aguda em Wuhan, capital de Hubei, na China. Em fevereiro de 2020, a Organização Mundial da Saúde (OMS) nomeou a doença como COVID-19.[1-4]

A transmissão por SARS-CoV-2 se dá pela inalação ou contato direto com partículas em forma de aerossol com a cavidade nasal, olhos e mucosa oral. A inalação através da cavidade nasal representa a rota de entrada mais comum em 90% dos indivíduos.[5] Os sintomas mais frequentes são febre, tosse seca, dor de cabeça e astenia, e, em apresentações leves e moderadas da doença, odinofagia, dor de cabeça, náusea e diarreia.[6-10] Foi relatada por pacientes com COVID-19 a presença de alteração do paladar e olfato como primeiro ou único sintoma.[11]

A Academia Americana de Cirurgia de Cabeça e Pescoço (AAO-HNS) alertou para uma relação estreita entre hiposmia (diminuição da sensibilidade olfativa), anosmia (perda do olfato) e hipogeusia (diminuição da sensibilidade gustativa) e COVID-19, propondo a consideração desses sintomas na detecção precoce da doença.[12] A anosmia, em particular, tem sido observada em pacientes assintomáticos com resultados positivos para o coronavírus e, portanto, pode ser utilizada como ferramenta de rastreio.[13,14]

Os relatos de anosmia súbita pela COVID-19 levaram a Academia Americana de Otorrinolaringologia – Cirurgia de Cabeça e Pescoço (AAO-HNS), a Academia Brasileira de Rinologia (ABR) e a Associação Brasileira de Otorrinolaringologia e Cirurgia Cérvico-Facial (ABORL-CCF) a emitir Nota de Orientação em 22 de março de 2020, indicando que a presença de anosmia (com ou sem ageusia e sem obstrução nasal concomitante) poderia sugerir COVID-19 nesse cenário de pandemia.[15]

Em 4 de maio de 2020, a OMS incluiu a anosmia na sintomatologia da COVID-19. Isto leva ao reconhecimento dessas alterações como um biomarcador.[8]

No Brasil, sem testes suficientes para a maioria da população, principalmente em regiões com poucos recursos, o questionamento acerca dos distúrbios olfativos e gustativos poderia ser usado na triagem em massa por diversos profissionais de saúde. A recomendação para isolamento do paciente com queixa de anosmia/ageusia torna-se uma estratégia de saúde pública para tentar controlar a propagação do vírus.[12,16]

A primeira descrição das alterações de olfato e paladar em pacientes hospitalizados com COVID-19 é encontrada em um estudo conduzido por Mao em fevereiro de 2020.[7,9,17] Tais sintomas foram mais frequentemente em mulheres e em indivíduos entre 47 a 60 anos. Dos que apresentaram alteração de olfato, 30,6% foram identificados com hiposmia leve; 45,8%, hiposmia moderada; 4,2%, hiposmia grave e 2,8%, anosmia.[17] Em um estudo desenvolvido na Itália, a perda de paladar ocorreu em 91% das pessoas no período anterior a hospitalização. Na Alemanha, a anosmia foi encontrada em mais de dois terços dos indivíduos e, na Coreia do Sul, 30% manifestaram anosmia como principal sintoma.[18,19]

Uma pesquisa virtual, realizada pela ABORL-CCF e ABR, foi a primeira a avaliar a perda súbita do olfato no contexto da pandemia da COVID-19 na população brasileira. O achado mais relevante foi que a anosmia apresentou menor taxa de recuperação e duração mais prolongada, e apenas metade dos pacientes recuperou totalmente o olfato.

Em outro estudo,[17] 66% dos casos de indivíduos acometidos pela COVID-19 tiveram regressão espontânea dessas disfunções, embora 80% ainda mantivesse, por testes objetivos, a presença de hiposmia/hipogeusia residual. Segundo hipóteses baseadas em estudos sobre outros coronavírus, a recuperação ao longo do tempo sugeriria uma ação competitiva do vírus nos receptores das células olfativas e gustativas ou fenômenos inflamatórios locais, em vez de danos celulares permanentes. Quanto ao paladar, as sensibilidades mais afetadas foram os sabores doce e azedo. Não houve relação entre a extensão desses distúrbios quimiossensíveis e a gravidade do quadro clínico pulmonar.[20]

Embora a fisiopatologia exata de como a COVID-19 afeta a função olfativa ainda não ter sido esclarecida, a resposta mais aceita consiste na disseminação do vírus pelo neuroepitélio da fenda olfatória comprometendo o bulbo olfatório e o sistema nervoso central.[21-23]

A variação da disfunção olfativa nas diferentes culturas é justificada pela expressão da enzima conversora de angiotensina 2 (ECA-2) na mucosa nasal, que pode diferir substancialmente entre as populações, explicando a menor prevalência de alteração olfativa em populações asiáticas afetadas pela COVID-19 comparado à população europeia.[24]

Essas alterações para muitos indivíduos geram aumento do risco em sua vida diária, pois nosso ambiente é rico em odores que colaboram com nossa segurança. Portanto, o treinamento olfativo tem sido indicado para indivíduos que se recuperaram da COVID-19 e que persistem com alterações no olfato, tendo melhor prognóstico quando o treino é realizado o mais breve possível.[25]

Além disso, já foram relatados, após infecção pelo vírus SARS-CoV-2, casos de alteração sensorial da função auditiva e disfunção vestibular aguda.[26,27] Sabe-se que várias infecções virais podem causar danos no sistema auditivo e consequentemente gerar alterações auditivas permanentes ou temporárias.[28]

Apesar de alguns fármacos serem considerados antivirais promissores no tratamento dos pacientes infectados pelo novo coronavírus, como, por exemplo, os antimaláricos, cloroquina e hidroxicloroquina, estes estão associados a alterações auditivas em humanos. Tais alterações são relatadas em decorrência da afinidade desses componentes pelas células portadoras de melanina encontradas no ouvido interno.[29,30] Diante disso, presume-se que possam existir inter-relações entre o uso de medicamentos antivirais com a perda e manifestações auditivas.

Como a COVID-19 é recente, futuros estudos devem elucidar os mecanismos subjacentes ao desenvolvimento desses sintomas em populações específicas e em escala mundial.

OLFATO – O SENTIDO QUE DÁ SABOR À VIDA

Os humanos, como outros seres vivos, possuem um sistema de percepção multissensorial que permite diferentes interpretações subjetivas do mundo.[31]

O olfato é uma função quimiossensorial realizada pelo sistema olfatório, conferindo extrema importância na vida diária e sobrevivência. Permite a interação com o meio pela percepção do olfato e paladar, como também auxilia na busca de alimento, relações interpessoais, detecção de substâncias tóxicas e nocivas, além de identificar situações de perigo.[32-34]

É importante mencionar que o olfato é 10.000 vezes mais sensível do que os outros sentidos e é capaz de reconhecer o odor imediatamente, não levando mais que um décimo de segundo.[35,36] Para certas ocupações laborais, como enólogos, *chefs*, perfumistas e bombeiros, o olfato é de extrema importância.

Os sentidos de olfação e gustação permitem avaliar moléculas voláteis no ambiente e os componentes voláteis e não voláteis dos alimentos. Desse modo, apesar da capacidade olfatória dos humanos ser limitada ao ser comparada com outros mamíferos, é capaz de discriminar diversos odores e sabores.[37] O modo de apresentação de um odor e a condução de forma desigual das substâncias voláteis em cada narina podem influenciar a resposta sensitiva e produzir uma percepção particular da experiência olfativa.[38,39]

A olfação é um sentido complexo e sua anatomia compreende diferentes pares cranianos.

Primeiro Par Craniano ou Nervo Olfativo
Responsável pela percepção da intensidade e qualidade odorífera de substâncias voláteis. Essa sensibilidade depende do estado anatômico e funcional do epitélio nasal e dos sistemas nervoso central e periférico.

Quinto Par Craniano ou Trigêmio
Recentemente, estudos psicofísicos, neurofisiológicos e de neuroimagem revelaram integração entre os sistemas gustativo, olfatório e trigeminal.[40,41] Este último inerva toda a cavidade nasal, sendo responsável pela sensibilidade somática das narinas e percepção de várias sensações não odorosas evocadas por substâncias odoríferas, como, coceira, formigamento, frescor e queimação. A inervação sensitiva da cavidade nasal por ramos do nervo trigêmio tem a capacidade de detectar muitos compostos químicos em concentrações mais altas. Assim, indivíduos com perda total da função do nervo olfatório ainda podem manter a capacidade de detectar substâncias estimulantes do nervo trigêmio, como mentol e amônia.[42,43]

Órgão ou Complexo Vomeronasal
É amplamente conhecido em animais por sua capacidade em detectar feromônios. Estudos também confirmam que, no homem, é um sistema quimiossensorial que tem a mesma função.

O complexo vomeronasal consiste em duas pequenas bolsas de 2 mm de profundidade, cerca de 1 cm a partir das narinas, abrindo-se em pequenas cavidades ocas com orifícios em seus centros. Sua abertura está voltada para a cavidade nasal e localizada a 2 cm da extremidade caudal do septo (Fig. 4-1).[44]

O neuroepitélio olfativo humano compõe 1,25% da mucosa nasal e ocupa uma área de 8 a 10 cm². A superfície receptora para agentes odoríferos, com 2,4 cm², localiza-se na parte superior da cavidade nasal. Moléculas odoríferas podem seguir dois trajetos distintos para estimular o neuroepitélio olfativo, o ortonasal (externo) e retronasal (interno), que está relacionado com o paladar (Fig. 4-2).[45]

As células olfatórias são neurônios bipolares derivados do sistema nervoso central. Do seu polo apical, cada neurônio estende um único dendrito para a superfície epitelial, onde o dendrito se expande em um grande botão, no qual finos cílios projetam-se na camada de muco que reveste o epitélio. De seu polo basal, cada neurônio projeta um único axônio através da placa cribriforme acima da cavidade nasal para o bulbo olfatório que transmite ao cérebro a informação sensória.[38,39] Os receptores sensitivos do bulbo olfatório enviam mensagens diretamente para os centros mais primitivos do cérebro, onde emoções, memórias e motivação (estruturas do sistema límbico e do hipotálamo) são estimuladas e nos permitem acesso a lembranças de pessoas,

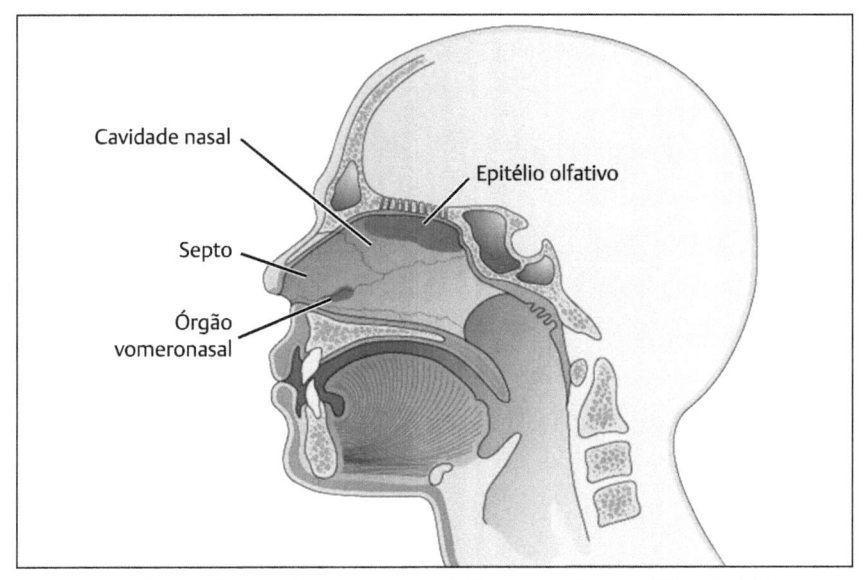

Fig. 4-1. Localização do complexo vomeronasal. (Fonte: Lippincott Willians & Wilkins, 2001.)

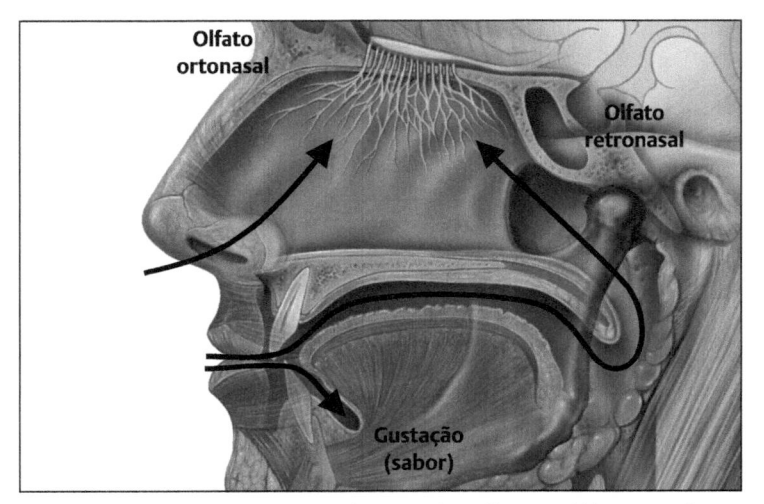

Fig. 4-2. Percepção orto e retronasal. (Fonte: http://www.ediblegeography.com (2015).)

lugares ou situações relacionadas com essas sensações olfativas. Podemos dizer que as memórias evocadas pelos odores são distintas de outras percepções por causa de sua característica emocional (Fig. 4-3).[31,46,47]

Larsson[48] afirma que a memória olfativa faz parte de um processo de aprendizagem que dependente da familiaridade do estímulo apresentado. Portanto, a acuidade olfativa e seu aprendizado estão diretamente relacionados com as experiências individuais.[47,49]

Estudos confirmam que as mulheres são mais sensíveis aos odores do que os homens, havendo correlação entre o estado endocrinológico e a percepção olfativa. Sabe-se que hormônios como os estrógenos aumentam a sensibilidade a odores almiscarados, enquanto os andrógenos a diminuem; o que varia de acordo com o ciclo menstrual.

O limiar olfativo também diminui com a idade (1% ao ano), sendo esse efeito menor nas mulheres que nos homens. Os idosos têm um declínio maior da olfação para determinados odores, sendo os familiares mais resistentes ao esquecimento.[50] Esta diminuição olfatória se deve ao processo fisiológico de envelhecimento definido como presbiosmia que ocorre na sexta ou sétima década de vida, ou decorrente de doenças, como Alzheimer, Parkinson e Esquizofrenia.[51-53]

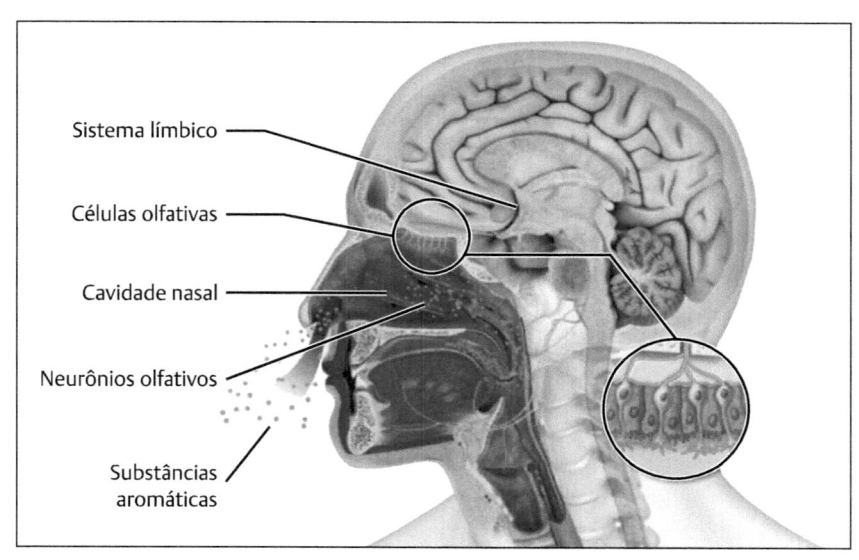

Fig. 4-3. Ilustração do sistema olfativo. (Fonte: Gauchazd.)

Diversas entidades nosológicas cursam com alterações olfatórias e gustativas, podendo ser congênitas ou adquiridas,[31,42,51,54-56] destacando-se:

- Doenças nasais e sinusais obstrutivas.
- Infecções do trato respiratório superior.
- Traumatismo cranioencefálico.
- Envelhecimento.
- Exposição a tóxicos e algumas medicações.
- Uso excessivo de descongestionante nasal.
- Neoplasias nasais ou intracranianas.
- Efeito colateral da radioterapia.
- Patologias psiquiátricas e neurológicas.
- Iatrogenia.
- Deficiência de vitaminas (B6, B12, A), zinco e cobre.
- Tabagismo.
- Gravidez.
- Anestesia geral.
- Traumas dentários.
- Arrinencefalia.
- Doenças idiopáticas.

A função olfativa pode ser descrita de acordo com suas **habilidades** de:[57]

- *Detecção:* definida como a percepção de uma substância odorosa quando o sujeito inala um odor sem necessariamente ser capaz de reconhecer.
- *Identificação:* refere-se à identificação de um odor quando vários odores são apresentados ao indivíduo.
- *Reconhecimento/Memória olfativa:* associação de um odor por meio de evocação de uma memória quando o sujeito é exposto a uma substância odorante específica.
- *Discriminação:* entende-se como a identificação correta de um odor quando presente em uma combinação de dois ou mais odores.

A disfunção olfativa pode ser classificada como **quantitativa**, que envolve alteração na intensidade, ou **qualitativa**, na qual a qualidade da percepção do odor é alterada. Do ponto de vista quantitativo diferenciamos as desordens olfativas em:

- *Hiposmia*: aumento do limiar de detecção de odor.
- *Hiperosmia:* definida como aumento exagerado da sensibilidade aos odores.
- *Anosmia*: incapacidade total de detecção do odor.

As alterações qualitativas do olfato, entendidas como a capacidade de identificar corretamente os odores, são chamadas de disosmias. Dentro deste grupo, destacamos:

- *Parosmia:* percepção alterada de um odor quando o estímulo está presente).
- *Fantosmia:* percepção de um odor sem que exista o estímulo real, com duração de minutos.
- *Alucinação olfativa:* é uma fantosmia menos duradoura (apenas alguns segundos).
- *Cacosmia:* é uma parosmia que consiste na percepção de um odor desagradável com ou sem um estímulo odorante.

A função olfativa normal é definida como normosmia.

As alterações também podem ser classificadas do ponto de vista **anatômico** em:

- *Condutiva:* secundária à obstrução nasal.
- *Neurossensorial:* por alteração da via olfatória.

A sensação olfatória juntamente com as sensações gustativas e trigeminais, além de componentes como textura, temperatura e viscosidade, são responsáveis pela interpretação do que nomeamos como **sabor**. Uma interação complexa de quimiossensação em que a audição e visão também colaboram para essa manifestação sensorial, proporcionando prazer durante a alimentação.[35,58]

Alterações no olfato são frequentemente acompanhadas de alterações no paladar, classificadas em ageusia (perda completa do paladar), hipogeusia (diminuição do paladar) ou disgeusia (distorção do paladar).

Embora as interações entre o olfato, paladar e o sistema trigeminal sejam conhecidas, com frequência, as hiposmias ainda são tratadas como se fossem causadas por um único sistema, o olfativo. Nesse sentido, é importante considerar no planejamento terapêutico a associação dos diferentes quimiossensores envolvidos no processo olfativo.

Nos últimos anos, pesquisas no campo da neurociência documentaram a existência da relação transmodal dos sentidos. A transmodalidade é compreendida como a percepção envolvendo interações entre dois ou mais sentidos diferentes ou reconhecimento por meio de um deles em resposta a um estímulo previamente percebido pelo outro. E, quando um sistema sensorial está alterado, geralmente também é possível identificar modificações em outro sistema sensitivo, indicando a influência de um sobre o outro, possibilitando a ocorrência de déficits simultâneos.[59]

Luisa Dematte *et al.*, (2006)[60] da Universidade de Oxford, provaram que estímulos olfativos podem modular a percepção do tato e que interações transmodais existem entre esses dois sentidos.

Shenbing Kuang e Tao Zhang (2014),[61] da Academia Chinesa de Ciências em Beijín, corroborando com as pesquisas atuais, verificaram que as relações transmodais entre o sistema olfativo e a via dorsal visual permitem que o odor module a percepção visual do movimento.

INFLUÊNCIA DA PERCEPÇÃO OLFATIVA E GUSTATIVA NA DEGLUTIÇÃO

A estimulação olfativa e gustativa permite que haja uma preparação do sistema motor oral e do sistema gastrointestinal para a recepção do alimento: aumento da secreção salivar, do suco gástrico e do tempo do potencial motor evocado, sendo este uma resposta motora a um estímulo sensorial.[62,63] Além disso, favorece o posicionamento adequado das estruturas orofaríngeas para a deglutição e gera excitabilidade nervosa e muscular para passagem do alimento ao estômago.[64,65]

A avaliação clínica do olfato ainda é pouco estudada no Brasil. Na literatura, encontramos alguns testes utilizados para avaliar a função olfativa. Previamente à avaliação, uma anamnese detalhada deve ser realizada com intuito de investigar a presença de fatores de risco, doenças na família, cirurgias anteriores, traumas cranianos, exposição e/ou uso de drogas, entre outros.[66]

Alguns **exames** são indicados no processo avaliativo das disfunções olfativas, como:[67]

- *Endoscopia nasal:* exame que permite acesso à fenda olfatória, sendo, em conjunto com a tomografia computadorizada, a opção mais sensível para o diagnóstico de patologias da cavidade nasal, seios paranasais e encéfalo.
- *Ressonância nuclear magnética:* indicada para avaliação do bulbo olfatório, tratos olfatórios e etiologias intracranianas.
- *Rinometria:* apresenta pouco valor diagnóstico, servindo apenas para ilustrar diminuições do fluxo respiratório.

Outros exames também podem auxiliar no diagnóstico de disfunção olfatória, tais como: tomografia computadorizada com emissão única de fótons (SPECT), reflexo olfatório-pupilar, reflexo olfatório-tensional ou cardiovascular, reflexo cutâneo ou psicogalvânico, reflexo olfatório-respiratório, eletrolfatograma e o potencial evocado do nervo olfatório.[32]

São descritos na literatura **aparelhos** para avaliar a medida subjetiva do olfato, como o T&T olfatômetro, que consiste em pequenos frascos contendo diluições de cinco diferentes odores, sendo utilizado para determinar o limiar de detecção e o reconhecimento de cada estímulo, obtendo-se um valor médio do limiar.

Nos **testes** de detecção, busca-se a menor concentração do odorífero capaz de ser percebido. Esse tipo de investigação mostrou-se mais efetiva do que simplesmente perguntar se um odor pode ou não ser sentido. Nos testes de reconhecimento, busca-se a menor concentração do odor capaz de ser reconhecido, sendo mais utilizado o método ascendente de limiar.[68]

A avaliação subjetiva das alterações do olfato pode ser realizada por meio da apresentação de diversos odores (canela, aguarrás, limão, fumaça, chocolate, rosa, solvente de tinta, banana, abacaxi, gasolina, sabonete, cebola). Cada narina deve ser explorada isoladamente e o paciente é interrogado sobre o tipo de odor.[66,69]

O *Sniffin Stick Test* é um teste padronizado, sendo utilizado em publicações recentes. Consiste em 12 dispositivos em formato de lápis. Esses lápis aromáticos contêm as seguintes essências odoríferas dissolvidas em polipropileno glicol: laranja, limão, abacaxi, couro, rosa, cravo, hortelã, peixe, anis, banana, canela e café. Os estímulos são apresentados a 2 cm das narinas do indivíduo, pedindo a ele para inalar e identificar o odor. Então, são ofertadas por escrito, ou lidas pelo examinador, quatro alternativas possíveis em que uma delas deve ser eleita pelo examidado. Entre cada uma das exposições deve ser respeitado um intervalo de, pelo menos, 30 segundos.[70-74]

O *Smell Disk Test* (SDT) é um teste mais rápido e de simples aplicação e reprodutibilidade. Consiste na apresentação de oito diferentes odores acondicionados em disquetes.[75,76]

O Teste de Identificação do Olfato da Universidade da Pensilvânia (UPSIT) é mundialmente utilizado e considerado por muitos como padrão ouro da avaliação olfatória. São oferecidos 50 odores diferentes ao examinado por meio de uma cartela que, ao ser riscada, exala um odor. Originalmente em inglês, já foi traduzido para mais de 12 idiomas e validado para a população brasileira.[77]

O *Modular Smell Identification Test* (MODSIT) é uma variante do método UPSIT; porém, com menor custo e tempo de realização do exame, em que são oferecidos 12 odores para o examinado, que necessita ser alfabetizado para leitura da cartela.[78]

Outra forma de avaliação subjetiva é a aplicação de questionários para investigação de fatores relacionados com os transtornos olfativos. Também é possível encontrar alguns estudos e testes adaptados para o público infantil e juvenil.[79]

Tsukatani *et al.* (2005) demonstraram que diferentes testes são concordantes em avaliar se há ou não disfunção no olfato, mas não são concordantes em avaliar os níveis de hiposmia.[67]

Em muitos casos, o tratamento das alterações olfatórias e gustativas também é complexo e envolve intervenção interdisciplinar entre otorrinolaringologista, endocrinologista, neurologista, psiquiatra, fonoaudiólogo, entre outros.[80]

De acordo com a etiologia da disfunção olfativa, são propostas diferentes abordagens baseadas em intervenções farmacológicas ou cirúrgicas e Treino Funcional do Olfato (TFO). Alguns tratamentos têm-se mostrado promissores na anosmia pós-viral, como a administração de citrato de sódio intranasal, que parece modular as sequências de reações do receptor olfativo; a vitamina

A intranasal, que pode contribuir para a neurogênese olfativa e o Ômega-3, com propriedades anti-inflamatórias.[81]

Já o TFO tem como principal objetivo melhorar a qualidade de vida e aperfeiçoar os sentidos por meio de exercícios que estimulam o epitélio olfativo. Soler *et al.* (2020)[25] recomendam a terapia de reabilitação olfativa como estratégia primária de tratamento para disfunção olfativa viral.

Ainda que a duração das alterações sensoriais possa ser reduzida em certos pacientes acometidos pela COVID-19, o treino olfativo contribui para a detecção e sensibilidade, reconhecimento e identificação, e discriminação de odores com recuperação funcional em menor tempo.[82]

Os exercícios de TFO podem trazer benefícios e ser adotados mesmo por indivíduos em condições normais de percepção do olfato.[83]

No presente capítulo, vamos apresentar o protocolo elaborado pelo Departamento de Fonoaudiologia do Hospital das Clínicas José de San Martín, em Buenos Aires.[84] Com base em teorias neurocognitivas, o tratamento fonoaudiológico na reabilitação funcional do olfato foi dividido em quatro níveis de intervenção.

Primeiro Nível – Detecção de Odores

São indicados exercícios respiratórios específicos que utilizam as vias ortonasal e retronasal. A estimulação da respiração pela via ortonasal consiste em inspirações curtas, no máximo três, devendo ser realizada atentando para o não colabamento das narinas. Na estimulação pela via retronasal, o ar é direcionado para a cavidade oral.[85,86]

Neste nível, não há o apoio visual. O objetivo principal é que o indivíduo detecte presença ou ausência de odores. Nessa etapa, devem-se diferenciar respostas trigeminais, que são caracterizadas por sensação de queimação, frescor, formigamento, e as respostas olfativas.

Quando o paciente começa a **detectar** os odores, avançamos para o segundo nível.

Segundo Nível – Discriminação

Nessa etapa, o treino é realizado com, no máximo, dois ou três odores contrastantes. Os estímulos são apresentados em diferentes intensidades e temperaturas. Esta tarefa também é realizada pelas vias ortonasal e retronasal, associando o paladar como um estímulo quimiossensorial complementar ao olfato. O objetivo desta atividade é que o indivíduo possa **discriminar** se os odores apresentados são iguais ou diferentes.

Terceiro Nível – Caracterização

É a etapa que tem como principal objetivo a **qualificação** de diferentes odores com o auxílio dos outros sentidos. Ao apresentar o estímulo olfativo, o indivíduo deve caracterizar e nomear o odor, integrando a visão (do objeto correspondente ao odor e imaginando várias situações com ele), audição, tato, textura oral, temperatura, paladar e sensações trigeminais. Nesta fase há um maior envolvimento cortical.

Quarto Nível – Identificação e Reconhecimento
Nesta etapa, o treinamento baseia-se no que foi aprendido nas etapas anteriores. O indivíduo, sem o suporte visual, deve determinar qual é o odor diante da apresentação de diferentes odores.

Sabendo a importância da integração entre os sentidos para que se obtenham maiores ganhos funcionais, devemos considerar a estimulação multissensorial (gustativa, olfativa, visual, auditiva, tátil, imaginação contextual, sensações trigeminais, textura oral e temperatura), uma estratégia terapêutica para alcançar melhor prognóstico no TFO.

Para a seleção e apresentação dos estímulos, devemos considerar variáveis como o sexo, ocupação laboral, preferências, características cognitivas e socioculturais de cada paciente.

Metodologia do Treinamento Funcional do Olfato (TFO)
Treino por meio de Imagens Mentais Olfativas (IMOs)
Na ausência da percepção olfativa real, este treino consiste em uma tarefa de imaginação mental. O objetivo seria colocar em prática a capacidade de imaginar os odores na ausência da fonte odorífera. Esta habilidade encontra-se especialmente bem desenvolvida em especialistas como os enólogos. Não se trata de visualizar mentalmente a fonte odorífera, mas sim de tentar perceber o respectivo odor.

Uma vez que a criação de uma imagem mental olfativa não é um exercício habitual, pode ser auxiliada pelo fechamento dos olhos, imitação do gesto de cheirar e imaginação da correspondente situação de vivência (para evocar o odor do café, imagine, por exemplo, que está numa cozinha coando o café).

A IMO provocada aciona determinados mecanismos neurofisiológicos que intervêm na percepção do odor. Ao imaginarem diferentes odores, os indivíduos aumentam sua sensibilidade e capacidade de identificação olfativa. Estudos por meio da imagiologia cerebral em situação de IMO comprovou que as regiões do cérebro ativadas são semelhantes às ativadas pela olfação de um odor real.[87]

Treino por Exposição Repetida aos Odores (ERO)
Os efeitos fisiológicos deste tipo de treino por exposição repetida são diretamente evidenciados ao nível do epitélio e do bulbo olfativo, podendo envolver alterações neuronais que influenciam o trajeto das informações olfativas no cérebro. Pode ser realizado através das vias ortonasal e retronasal.[88,89]

Para esse tipo de treinamento, foi demonstrada maior eficácia com odores mais intensos, como o dos óleos essenciais de rosa, eucalipto, limão e cravo-da-índia.[90]

Em 2006, Li *et al.*[91] demonstraram que a exposição prolongada a um único odor (menos de cinco minutos), com inspirações repetidas durante cerca de trinta segundos, promove o discernimento das substâncias odoríferas similares em termos de qualidade olfativa ou estrutura química (moléculas com funções químicas idênticas). Como exemplo, podemos comparar o odor de uma casca de laranja com o de uma casca de limão, o odor do café com o do chocolate, o odor do cravo-da-índia com o da noz moscada, entre outros.

Recomendações Gerais para o Treinamento Funcional do Olfato[88,89]

- Sessões com frequência semanal e duração de 30 minutos (considerando o grau de comprometimento olfativo).
- Tempo médio de tratamento de 4 a 6 meses.
- Treino de duas vezes ao dia. Uso de quatro aromas diferentes de distintos grupos químicos que devem ser inalados alternando as narinas por, pelo menos, 15 segundos e mantendo intervalo de 10 segundos entre eles.
- Higiene ambiental e pessoal. Preparação de um ambiente tranquilo e olfativamente neutro. No momento do treino, evitar uso de perfumes e loções.
- Seleção dos estímulos odoríferos de acordo com sua classificação. Podem ser químicos (alvejante, acetona, esmalte e álcool), frutíferos (limão, laranja, tangerina), alimentícios (café, temperos, cebola, alho, baunilha) e odores de perigo (fósforo, papel queimado).
- Manter o treino olfativo diário com os mesmos odores por 7 dias.
- Relacionar os estímulos olfativos ao cotidiano.
- Estar atento aos odores e sabores que fazem parte da vida diária, tanto os agradáveis quanto os desagradáveis.
- Associar estratégias de estimulação multissensorial (olfato, paladar, visão e tato) integrada.

A fonoterapia baseada em uma abordagem de estimulação integral multissensorial pode contribuir de forma significativa na reabilitação dos indivíduos acometidos pela COVID-19.

Neste cenário, apesar dos desafios frente ao comportamento do novo coronavírus, a fonoaudiologia vem-se destacando na intervenção das disfunções olfatórias.

REFERÊNCIAS BIBLIOGRÁFICAS

1. World Health Organization. Report of the WHO-China Joint Mission on Coronavirus Disease 2019 (COVID-19) [Internet] Atualizado 11 Mar 2020; Citado

24 Jun 2020. Disponível em: https://www.who.int/director-general/speeches/detail/who-director-general-s-opening-remarks-at-the-media-briefing-on-covid-19---11-march-2020.
2. Huang C, Wang Y, Li X, Ren L, Zhao J, Hu Y, et al. Clinical features of patients infected with 2019 novel coronavirus in Wuhan, China. Lancet 2020;395(10223):497-506.
3. Phelan AL, Katz R, Gostin LO. The novel coronavirus originating in Wuhan, China: Challenges for global health governance. JAMA 2020;323(8):709-10.
4. Ahn DG, Shin HJ, Kim MH, Lee S, Kim HS, Myoung J, Kim BT, Kim SJ. Current status of epidemiology, diagnosis, therapeutics, and vaccines for novel coronavirus disease 2019 (COVID-19). J Microbiol Biotechnol 2020 Mar 28;30(3):313-24.
5. Gengler I, Wang JC, Sedaghat AR, Speth MM. Sinonasal pathophysiology of SARS-CoV-2 and COVID-19: A systematic review of the current evidence. Laryngoscope Investig Otolaryngol 2020;12(4):1-6.
6. Young BE, Ong SWX, Kalimuddin S, Low JG, Tan SY, Loh J. Epidemiologic features and clinical course of pacientes infected with SARS-CoV-2 in Singapore. JAMA 2020;323(15):1488-94.
7. Lechien JR, Chiesa-Estomba CM, De Siati DR, Horoi M, Le Bon SD, Rodriguez A, et al. Disfunções olfativas e gustativas como uma apresentação clínica de formas leves a moderadas da doença coronavírus (COVID-19): Um estudo europeu multicêntrico. Eur Arch Otorhinolaryngol 2020;277(8):2251-61.
8. Hopkins C, Surda P, Kumar N. Apresentação de novo início de anosmia durante a pandemia de COVID-19. Rhinology 2020;58(3):295-8.
9. Giacomelli A, Pezzati L, Conti F, Bernacchia D, Siano M, Oreni L, et al. Distúrbios olfativos e gustativos autorrelatados em pacientes com SARS-CoV-2: Um estudo transversal. Clin Infect Dis 2020;71(15):889-90.
10. Yan CH, Faraji F, Prajapati DP, Boone CE, DeConde AS. Association of chemosensory dysfunction e Covid-19 em pacientes que apresentam sintomas semelhantes aos da influenza. Int Forum Allergy Rhinol. 2020;10(7):806-13.
11. Krajewska J, Krajewski W, Zub K, Zatoński T. COVID-19 in otolaryngologist practice: a review of current knowledge. Eur Arch Otorhinolaryngol 2020;277(7):1885-97.
12. Bénézit F, Le Turnier P, Declerck C, Paillé C, Revest M, Dubée V, Tattevin P. Ran COVID Study Group. Utility of hyposmia and hypogeusia for the diagnosis of COVID-19. Lancet Infect Dis 2020 Sep;20(9):1014-15.
13. AAO-HNS: American Academy of Otolaryngology - Head and Neck Surgery. Anosmia, hyposmia, and dysgeusia symptoms of coronavirus disease. Alexandria: AAO-HNS COVID-19 Resources; 2020. [Internet] Citado em 2020 Mar 24. Disponível em: https://www.entnet.org/content/coronavirus-disease-2019-resources.
14. Menni C, Valdes A, Freydin MB, Ganesh S, Moustafa JE-S, Visconti A, et al. Loss of smell and taste in combination with other symptoms is a strong predictor of COVID-19 infection. medRxiv 2020.04.05.20048421.
15. Diretoria Executiva ABORLCCF. 4ª Nota de Orientacão aos médicos otorrinolaringologistas sobre o Covid-19. [Internet]. [Acesso em 3 Mai 2020]. Disponível em: http://www.aborlccf.org.br/secao_detalhes.asp?s=51&id=5951.

16. Sociedade Brasileira de Cirurgia de Cabeça e Pescoço - SBCCP. Anosmia, hiposmia e ageusia - sintomas na infecção por COVID-19? [Internet[São Paulo: Sociedade Brasileira de Cirurgia de Cabeça e Pescoço; 2020. Citado 8 Abr 2020. Disponível em: http://sbccp.org.br/anosmia-hiposmia-e-ageusia-sintomas-na-infeccao-por-covid-19/.
17. Vaira LA, Salzano G, Deiana G, De Riu G. Anosmia and ageusia: common findings in COVID-19 patients. Laryngoscope 2020;130(7):1787.
18. Gautier JF, Ravussin Y. A new symptom of COVID-19: loss of taste and smell. Obesity 2020;28(5):848.
19. Kowalski LP, Sanabria A, Ridge JA, Ng WT, de Bree R, Rinaldo A, et al. COVID-19 pandemic: Effects and evidence-based recommendations for otolaryngology and head and neck surgery practice. Head Neck 2020;42(6):1259-67.
20. Vaira LA, Deiana G, Fois AG, Pirina P, Madeddu G, De Vito A, et al. Objective evaluation of anosmia and ageusia in COVID-19 patients: Single-center experience on 72 cases. Head Neck 2020;42:1252-8.
21. Brann DH, Tsukahara T, Weinreb C, Logan DW, Datta SR. Coronavírus humanos e outros vírus respiratórios: Patógenos oportunistas subestimados do sistema nervoso central. Pré-impressão bioRxiv.
22. Cao Y, Li L, Feng Z, Wan S, Huang P, Sun X. Análise genética comparativa do novo receptor ACE2 de coronavírus (2019-nCoV/SARS-CoV-2) em diferentes populações. Cell Discov 2020;6:11.
23. Kaye R, Chang CWD, Kazahaya K, Brereton J, Denneny JC. COVID-19 anosmia reporting tool: initial findings. Otolaryngology–Head and Neck Surgery 2020;163(1):132-4.
24. Mao L, Wang M, Chen S, He Q, Chang J, Hong C, et al Manifestações neurológicas de pacientes hospitalizados com COVID-19 em Wuhan, China: Um estudo retrospectivo de série de casos. MedRxiv 2020.02.22.20026500. Soler ZM, Patel ZM, Turner JH, Holbrook EH. A primer on viral-associated olfactory loss in the era of COVID-19. [published online ahead of print, 2020 Apr 9]. Int Forum Allergy Rhinol 2020;10.1002/alr.22578. Mustafa MWM. Audiological profile of asymptomatic Covid-19 PCR-positive cases. Am J Otolaryngol 2020;10:102483
25. Pelliteroa SE, Ferrer-Berguab G. Report of a patient with neurological symptoms as the sole manifestation of SARS-CoV-2 infection. Neurología 2020;35(4):271-2.
26. Martins OR, Rodrigues PAL, dos Santos ACM, Nery AF, et al. Achados otológicos em pacientes pós-infecção pelo Zika vírus: estudos de caso. Audiology - Communication Research 2017;22:e1850.
27. Chatelet JN, Auffret M, Combret S, Bondon-Guitton E, Lambert M, Gautier S. Hydroxychloroquine-induced hearing loss: First case of positive rechallenge and analysis of the French pharmacovigilance database. La Revue de Medecine Interne 2017;38(5):340-3.
28. Figueiredo MC, Atherino CCCT, Monteiro CV, Levy RA. Antimaláricos e ototoxicidade. Rev Bras Reumatol 2004;44(3):212-4.
29. Tortora GJ, Grabowski SR. Corpo humano: fundamentos de anatomia e fisiologia. 6ª ed. Porto Alegre (RS): Artmed; 2005.
30. Rocha FMN, Ximenes Filho JA, Alvarenga EHL, Mello Jr JF. Olfação: revisão de literatura. Arq Int Otorrinolaringol 2002, 6(2):123-8.
31. Santos DV, Reiter ER, Dinardo LJ, Costanzo RM. Hazardous events associated with impaired olfactory function. Arch Otolaryngol Head Neck Surg 2004;30:317-9.

32. Deems DA, Doty RL, Settle RG. Smell and taste disorders, a study of 750 patients from the University of Pennsylvania Smell and Taste Center. Arch Otolaryngol Head Neck Surg 1991;117:519-28.
33. Hummel T, Whitcroft KL, Andrews P, Altundag A, Cinghi C, Costanzo RM, et al. Position paper on olfactory dysfunction. Rhinol Suppl 2017;54:1–30.
34. Guirao, M. Los sentidos, bases de la percepción. Madrid: Editorial. Alhambra Universidad; 1980. p. 253-78.
35. García Medina MR. La clínica del olfato. En procesos sensoriales y cognitivos. (Ed. M. Guirao). Buenos Aires: Dunken; 1997. p. 211-23.
36. Buck LB. Olfação e gustação: os sentidos químicos. In: Kandel ER, Schwartz JH. Princípios da neurociência. 4. ed. Barueri: Manole; 2002. p. 625-47.
37. Guyton AC, Hall JE. Os sentidos químicos: gustação e olfação. In: Guyton AC, Hall JE. Tratado de fisiologia médica. 10. ed. Rio de Janeiro: Guanabara Koogan SA; 2002. p. 570-7.
38. Calviño AM. Interacciones quimiosensoriales. En procesos sensoriales y cognitivos. (Ed. M. Guirao). Buenos Aires: Dunken; 1997. p. 253-78.
39. Small DM, Prescott J. Odor/taste integration and the perception of flavor. Experiment Brain Res 2005;66:345-57.
40. Mullol J, Marino-Sánchez F, Valls M, Alobid I, Marin C. The sense of smell in chronic rhinosinusitis. J Allergy Clin Immunol 2020;145:773-6.
41. Frasnelli J, Hummel T. Interactions between the chemical senses: trigeminal function in patients with olfactory loss. Int J Psychophysiol 2007;65(3):177-81.
42. Cherian S, Wai Lam Y, McDaniels I, Struziak M, Delay RJ. Estradiol rapidly modulates odor responses in mouse vomeronasal sensory neurons. Neuroscience 2014;269:43–58.
43. Johnson A, Josephson R, Hawke M. Clinical and histological evidence for the presence of the vomeronasal (Jacobson's) organ in adult hurnans. J Otolar 1985;14:71-9.
44. Pellegrini G, Veleiro RVB, Gomes ICD. A percepção do gosto salgado em indivíduos com e sem obstrução nasal. Rev CEFAC 2005;7(3):311-7.
45. Herz R. Are odors the best cues to memory. Annals of the New York Academy of Sciences 1998;855:670-4.
46. Larsson M, Bäckman L. Semantic mediation of age-related deficits in episodic recognition of common odors. Annals of the New York Academy of Sciences 1998; 855.
47. Dodd J, Castellucci VF. Smell and taste: the chemical senses. In: Kandel JH, Schwartza ER, Jessel TM, editors. Principles of neural Science. New Jersey: Prentice-Hall International Inc.; 1991. p. 512-29.
48. Almeida MM, Freire GL, Morais LCSL, Freitas MR, Oliveira Jr FA. Implantação e avaliação da prática: "cansando o olfato". In: Encontro de iniciação científica à docência. Paraíba. Anais 2008;11:33.
49. Solomon GS, Petrie WM, Hart JR, Brackin HB. Olfatory dysfunction discriminates Alzheimers dementia from major depression. J Neuropsychiatry Clin Neurosci 1998;10(1):64-7.
50. Mullol J, Alobid I, Marino-Sánchez F, Quintó L, De Haro J, Bernal-Sprekelsen M, et al. Furthering the understanding of olfaction, prevalence of loss of smell and risk factors: A population-based survey (OLFACAT study). BMJ Open 2012;2:e001256.

51. Tuorila H, Niskanen N, Maunuksela E. Perception and pleasantness of food with varying odor and flavor among the elderly and young. J Nutr Health Aging 2001;5(4):266-8.
52. Andreas FP, Temmel MD, Christian QMD, Bettina SFMD, Ludger KMD, Hummel EST. Characteristics of olfactorydisorders in relation to major causes of olfactory loss. Arch Otolaryngol Head Neck Surg 2002;128(8):635-41.
53. Kern RC. Chronic sinusitis and anosmia: pathologic changes in the olfactory mucosa. Laryngoscope 2000;110(7):1071-7.
54. Mueller A, Rodewald A, Reden J, Gerber J, Von Kummer R, Hummel T. Reduced olfactory bulb volume in posttraumatic and post-infectious olfactory dysfunction. Neuroreport 2005;16(5):475-8.
55. Mariño-Sanchez FS, Alobid I, Cantellas S, Alberca C, Guilemany JM, Canals JM, et al. Smell training increases cognitive smell skills of wine tasters compared to the general healthy population. The WINECAT Study. Rhinology 2010;48(3):273-6.
56. Hungria H. Otorrinolaringologia. 8. ed. Rio de Janeiro (RJ): Guanabara Koogan; 2000.
57. Knöferle K, Spence C. Crossmodal correspondences between sounds and tastes. Psychon Bull Rev 2012 Oct 6. Demattè ML, Sanabria D, Spence C. Cross-modal associations between odors and colors. Chemical Senses 2006;31:531-8.
58. Kuang S, Zhang T. Smelling directions: olfaction modulates ambiguous visual motion perception. Sci Rep 2014 Jul 23;4:5796.
59. Costa MMB, Santana E, Almeida J. Oral taste recognition in health volunteers. Arq Gastroenterol 2010;47(2):152-8.
60. Steele CM, Miller AJ. Sensory input pathways and mechanisms in swallowing: a review. Dysphagia 2010;25:323-33.
61. Estrela F, Schneider FL, Aquini MG, Marrore ACH, Steffani MA, Jotz GP. Controle neurológico da deglutição. In: Jotz GP, De Angelis EC, Barros APB. Tratado da deglutição e disfagia: no adulto e na criança. Rio de Janeiro: Revinter; 2009. p. 30-4.
62. Wahab NA, Jones RD, Huckabee ML. Effects of olfactory and gustatory stimuli on neural excitability for swallowing. Physiol Behav 2010;101:568-75.
63. Maffeis ER, Netto SCR. Fatores que alteram a percepção gustativa. Rev Fac Odontol Lins 1990;3(2):28-32.
64. Tsukatani T, Reiter, ER, Miwa T, Costanzo RM. Comparison of diagnostic findings using different olfactory test methods. Laryngoscope 2005;115(6):1114-7.
65. Doty RL, Kobal G. Current trends in the measurement of olfactory function. Handbook of olfaction and gestation. 1995;8:191-225.
66. Quagliato LB, Viana MA, Quagliato EMAB, Simis S. Alterações do olfato na doença de Parkinson. Arq Neuropsiquiatr 2007;65(3):647-52.
67. Hummel T, Sekinberg B, Wolf SR. "Sniffin sticks": olfactory performance by the combined testing of odor identification, odor discrimination and olfactory threshold. Chem Senses 1997;22:39-52.
68. Doty RL, Sharman P, Dann M. Development of the University of Pennsylvania smell identification test. Physiol Behav 1984;32:484-502.
69. Ward E, Coleman A, Van As-Brooks C, Kerle S. Rehabilitation of olfaction post-laryngectomy:a randomized control trial comparing clinician assisted versus a home practice approach. Clin Otolaryngol 2010;35(1):39-45.

70. Goktas O, Fleiner F, Paschen C, Lammert I, Schrom T. Rehabilitation of the olfactory sense after laryngectomy: long-term use of the larynx bypass. Ear Nose Throat J 2008;87(9):528-30.
71. Goektas O, Fleiner F, Frieler K, Scherer H, Paschen C. The scent-diffusing ventilator for rehabilitation of olfactory function after laryngectomy. Am J Rhinol 2008;22(5):487-90.
72. Hilgers FJM, Jansen HA, Van As CJ, Polak MF, Muller MJ, Van Dam FSAM. Long-term results of olfaction rehabilitation using the nasal airflow-inducing ("polite Yawning") maneuver after total laryngectomy. Arch Otolaryngol Head Neck Surg 2002;128:648-54.
73. Daniel A, Kimmelman CP, Mester AF, Brightman VJ, Settle GR, Snow JB, et al. Smell and taste disorders, a study of 750 patients from the University of Pennsylvania. Otolaryngol Head Neck Surg 1991;117(5):519-28.
74. Fornazieri MA. Validação do teste de identificação do olfato da Universidade da Pensilvânia (UPSIT) para Brasileiros. 2013. Tese (Doutorado em Otorrinolaringologia) Faculdade de Medicina, University of São Paulo, São Paulo, 2013.
75. Liu HC, Wang SJ, Lin KP, Lin KN, Fuh JL, Teng EL. Performance on a smell screening test (the MODSIT): Astudy of 510 predominantly illiterate Chinese subjects. Physiology & Behavior 1995;58(6):1251-5.
76. Assumpção JR FB, Adamo S. Mudanças - Psicologia da Saúde, 2005;13(2):406-419.
77. Burkert S, Haberland EJ, Gudziol H. Olfactory and gustatory disorders: causes, diagnosis and treatment. MMW Fortschr Med 2005,147(11):51-3.
78. Izquierdo-Domínguez A, Rojas-Lechuga MJ, Mullol J, Alobid I. Pérdida del sentido del olfato durante la pandemia COVID-19. Med Clin (Barc) 2020;155(9):403-8.
79. Mainland J, Noam S. The sniff is part of the olfactory percept. Chemical Senses 2006;31(2):181-96.
80. Tempere S, Hamtat M, Bougeant JC, De Revel G, Sicard G. Learning odors: the impact of visual and olfactory mental imagery training on odor perception. J Sens Stud 2014;29(6):435-49.
81. Clerici R, Frossard V, Soler GM. Abordaje integral en la rehabilitación funcionaldel olfato y del gusto desde un enfoque fonoaudiológico. Revista Faso 2016;23(1):5-11.
82. Heilmann S, Strehle G, Rosenheim K, Damm M, Andhummel T. Clinical assessment of retronasal olfactory function. Arch Otolaryngol Head Neck Surg 2002;128:414-8.
83. Landis BC, Frasnelli J, Reden J, Lacroix JS, Andhummel T. Differences between orthonasal and retronasal olfactory functions in patients with loss of the sense of smell. Arch Otolaryngol Head Neck Surg 2005;131:977-981.
84. Djordjevic J, Zatorre R, Petrides M, Boyle JA, Jones-Gotman M. Functional neuroimaging of odor imagery. Neuroimage 2005;24(3):791-801.
85. Damm M, Pikart LK, Reimann H, Burkert S, Göktas Ö, Haxel B, et al. Olfactory training is helpful in postinfectious olfactory loss – a randomized controlled multicenter study. Laryngoscope 2014;124(4):826-31.
86. Altundag A, Cayonu M, Kayabasoglu G, Salihoglu M. Modified olfactory training in patients with postinfectious olfactory loss. Laryngoscope 2015;125(8):1763-6.

87. Patel ZM, Wise SK, Delgaudio JM. Randomized controlled trial demonstrating cost effective method of olfactory training in clinical practice: essential oils at uncontrolled concentration. Laryngoscope Investig Otolaryngol 2017;2(2):53-6.
88. Li W, Luxenberg E, Parrich T, Gottfried JA. Learning to smell the roses: Experience-dependent neural plasticity in human piriform and orbitofrontal cortices. Neuron 2006;52(6):1097-108.

ALTERAÇÕES VOCAIS EM PACIENTES COM COVID-19

CAPÍTULO 5

Juscelina Kubitscheck de Oliveira Santos

A Fonoaudiologia é uma das áreas da saúde com importante atuação no cenário atual decorrente da COVID-19. O papel do fonoaudiólogo é necessário principalmente na reabilitação de pacientes submetidos a respiradores artificiais ou traqueostomias, pois podem desenvolver alterações vocais ou de deglutição, chamadas de disfonias e disfagias, respectivamente. A fonoterapia para tratamento das alterações vocais já era realizada antes da pandemia, em decorrência de outros acometimentos de saúde ou em casos de rouquidão após extubação.

O "novo Coronavírus" recebeu a denominação SARS-CoV-2 pela Organização Mundial da Saúde (OMS) e a doença que ele provoca tem a denominação COVID-19, em referência ao tipo de vírus e ao ano de início da epidemia: Coronavirus disease – 2019.[1] Esse vírus, causador da pandemia global já circula no Brasil há alguns meses, infectando milhares de pessoas, muitas vezes levando a agravos na saúde ou mesmo ao óbito.

De acordo com o Ministério da Saúde, o SARS-CoV-2 pertence a uma família de vírus que gera infecções respiratórias. O microrganismo recebeu esse nome por causa da sua aparência semelhante a uma coroa, quando visto pelo microscópio eletrônico.[2]

Os quadros clínicos da COVID-19 são variados e vão desde indivíduos assintomáticos, ou com sintomas de um resfriado leve, a casos de pneumonia e/ou insuficiência respiratória grave, como a síndrome aguda respiratória severa (SARS).[3-4]

Os casos mais graves da COVID-19 podem levar à intubação[5] e esta é uma condição em que a Fonoaudiologia se torna mais requisitada para atuar no processo de recuperação dos pacientes.[6] Após a intubação, podem apresentar disfagia ou distúrbios da voz, como, por exemplo, paralisia nas pregas vocais.

Em alguns casos em que se faz necessária a traqueostomia, procedimento indicado para melhora da ventilação pulmonar, o fonoaudiólogo atuará no processo de reabilitação da respiração, fala e deglutição.[6]

Um estudo recente estima que um quarto dos pacientes acometidos pela COVID-19 apresenta sintomas de disfonia leve a moderada.[7] A rouquidão é um dos sintomas mais frequentes nos pacientes submetidos à intubação orotraqueal, em razão da alta incidência de lesões laríngeas durante o procedimento. Tais sintomas em sua maioria são temporários e duram em média de dois a três dias. No entanto, em 10% dos casos, a rouquidão torna-se permanente, afetando a qualidade de vida do paciente.[8]

PAPEL DA FONOAUDIOLOGIA NO CENÁRIO ATUAL

A laringe é uma estrutura musculocartilaginosa e possui musculatura intrínseca delicada que se insere em suas cartilagens promovendo a abertura das pregas vocais durante a respiração, e o seu fechamento durante a fonação e a deglutição, impedindo, assim, a entrada de alimentos nas vias aéreas. Os nervos laríngeos inferiores ou recorrentes, que são ramos do nervo vago, inervam os músculos intrínsecos da laringe, com exceção do músculo cricotireóideo, que recebe inervação do nervo laríngeo superior.[9]

As estruturas da laringe são delicadas e podem ser severamente comprometidas por inúmeras causas. Estudos evidenciam que a duração da intubação está associada à prevalência e gravidade da lesão laríngea, resultando em maior risco de disfonia (76%) e disfagia (49%) após a extubação.[10] O tempo de permanência da cânula traqueal diretamente em contato com a mucosa da laringe e da traqueia é um fator importante na determinação das possíveis complicações das vias aéreas, com maior comprometimento a partir do sétimo dia de intubação, momento em que a indicação de traqueotomia passa a ser discutida.[10]

As causas de rouquidão após intubação são muito variadas, bem como a sua gravidade e o fonoaudiólogo tem papel fundamental no processo de reabilitação destes pacientes.[8]

PRINCIPAIS ALTERAÇÕES VOCAIS PÓS-COVID-19

Os fatores causais de disfonia após intubação são amplos e variados, assim como a sua gravidade.[9] Entre as principais lesões da laringe relacionadas com a intubação, destacam-se:

Edema e Hematoma

Os edemas envolvem o espaço de Reinke e impedem o perfeito movimento muco-ondulatório, alterando a qualidade vocal.[9]

Laceração

Situações de emergência ou de difícil exposição da glote podem gerar uma intubação traumática levando a lacerações e hematomas nas pregas vocais, além de outros acometimentos laríngeos. Pode ocorrer cicatrização das lacerações da mucosa da laringe em virtude de aderências e fibroses.

Quando estas se instalam na comissura anterior da glote, causam grande prejuízo para a voz, pois comprometem a porção fonatória. Por outro lado, os processos cicatriciais que envolvem a porção posterior da glote podem gerar estreitamento da luz glótica, causando sintomas como dispneia e voz débil e fraca. Outrora, quando os músculos aritenóideos são lesados, formam fibrose local impedindo a completa abdução das pregas vocais que se mantém na região mediana, simulando quadro de paralisia laríngea. Quando há acometimento das camadas mais profundas da lâmina própria e o ligamento vocal pelas lacerações, ocorrem prejuízos principalmente ao movimento muco-ondulatório, causando alteração da qualidade vocal e impedindo a modulação da voz.[9]

Traumatismo Muscular (Paresia e Paralisia de Pregas Vocais)

Quando a musculatura intrínseca da laringe sofre lesão pós intubação traqueal, pode haver paresias ou paralisias das pregas vocais, sendo estas temporárias ou definitivas. As paralisias unilaterais prejudicam demasiadamente a emissão vocal, pois a prega vocal paralisada posiciona-se mais lateralmente que a sadia, impedindo o contato adequado entre elas durante a fonação. A voz torna-se fraca e débil, gerando cansaço e esforço muscular exaustivo durante a fonação. Nas paralisias bilaterais há predominância de sintomas respiratórios, como a dispneia, uma vez que ambas as pregas vocais estão impedidas de se abduzirem.[9] Nesses casos, a voz não é grandemente comprometida.

A maior parte das paralisias laríngeas traumáticas tende a evoluir espontaneamente, porém, caso isso não ocorra, o tratamento cirúrgico pode ser indicado e necessário.

Traumatismo Cartilaginoso

As cartilagens aritenóideas estão posicionadas na região posterior da glote e, por isso, são mais vulneráveis aos traumas da intubação. Essas subluxações causam assimetrias das pregas vocais e de seus movimentos. A prega vocal saudável consegue desenvolver mecanismos musculares compensatórios e, na maioria das vezes, fechamento glótico satisfatório com recuperação parcial ou total da qualidade vocal.

Há casos em que pacientes com assimetrias laríngeas desenvolvem lesões secundárias, como nódulos vocais, pelas constantes compensações musculares durante a fonação.[9]

Granuloma

Após a extubação, os granulomas desenvolvem-se geralmente nas apófises vocais, no nível da glote posterior, onde a cânula mantém contato direto com a mucosa da laringe.[11] Podem ser uni ou bilaterais, com superfície lisa e pediculados, sendo, nesses casos, móveis. Os sintomas vocais surgem após 15 a 20 dias da remoção do tubo traqueal, porém, quando muito pequenos, eles podem não causar sintoma algum. Quando se implantam na porção glótica fonatória anterior, acarretam prejuízo à emissão vocal, podendo-se associar à estenose glótica.[11]

Estenose Laríngea

Importante causa de rouquidão após extubação, sendo uma das mais temíveis alterações laríngeas. Além de haver grave comprometimento vocal, o paciente apresenta intensa dispneia,[12] e, em muitos casos, o quadro inicial confunde-se com broncospasmo, embolia pulmonar ou infarto agudo do miocárdio.

Muitos estudos citam a incidência de estenose após intubação em torno de 5 a 8%. Nos últimos anos, com o desenvolvimento de novos tipos de cânulas traqueais e maior conscientização da importância das medidas preventivas, tem-se registrado uma menor incidência.[12]

BIOSSEGURANÇA NA TERAPIA VOCAL NO CONTEXTO DA COVID-19

A biossegurança é uma área de conhecimento definida pela Agência Nacional de Vigilância Sanitária (ANVISA)[13] como: "condição de segurança alcançada por um conjunto de ações destinadas a prevenir, controlar, reduzir ou eliminar riscos inerentes às atividades que possam comprometer a saúde humana, animal e o meio ambiente".

Considerando o cenário de pandemia, a terapia vocal enfrenta dois grandes desafios. O de realizar a intervenção por teleatendimento[13,14] e o aumento da demanda por serviços fonoaudiológicos em decorrência do comprometimento vocal resultante de sequela direta da COVID -19[12] ou indireta por causa da ventilação mecânica invasiva (VMI).

A contaminação pelo novo Coronavírus pode ocorrer de pessoa para pessoa quando um indivíduo infectado emite partículas que contêm o vírus, tossindo, espirrando, conversando e/ou cantando.[15] Dessa forma, o fonoaudiólogo precisa colocar em prática todas as normas de biossegurança recomendadas, assegurando o cuidado com a sua saúde e dos seus pacientes.

Para prestar os serviços inerentes à Fonoaudiologia, o profissional deve seguir as normas de higiene, fazer uso adequado dos Equipamentos de Proteção Individual (EPIs), cuidar da desinfecção, esterilização de equipamentos, e seguir medidas de proteção coletiva e individual que podem ser encontradas no Novo Manual de Biossegurança elaborado pela Comissão de Saúde do Sistema de Conselhos de Fonoaudiologia.[14]

Diante da sintomatologia causada pela COVID-19, ressalta-se a importância da população em seguir as recomendações das autoridades sanitárias quanto aos hábitos de higiene das mãos, o uso do álcool em gel e máscaras de proteção, além do distanciamento social. Aos profissionais de saúde cabem seguir rigorosamente as regras de biossegurança, a fim de evitar a disseminação da doença e cumprirem seu papel na sociedade atuando na reabilitação dos pacientes pós-COVID-19.

REFERENCIAS BIBLIOGRÁFICAS

1. World Health Organization. Novel coronavirus (2019-nCoV): situation report – 22. [Internet]. Geneva: World Health Organization; 2020. [Internet]. [Acesso em 4 mar 2020]. Disponível em: https://www.who.int/docs/default-source/coronaviruse/situation-reports/20200211-sitrep-22-ncov.pdf?sfvrsn=fb6d49b1_2.
2. Brasil. Ministério da Saúde. Coronavírus: o que você precisa saber e como prevenir o contágio. [Internet]. [Acesso em 4 mar 2020]. Disponível em: https://coronavirus.saude.gov.br.
3. Brasil. Ministério da Saúde. Protocolo de manejo clínico para o novo-coronavírus (2019-nCoV). [Internet]. [Acesso em 4 mar 2020]. Disponível em: https://portalarquivos2.saude.gov.br/images/pdf/2020/fevereiro/11/protocolo-manejo-coronavirus.pdf.
4. World Health Organization. Report of the WHO-China Joint Mission on Coronavirus Disease 2019 (COVID-19). [Internet]. [Acesso em 4 mar 2020]. Disponível em: https://www.who.int/docs/default-source/coronaviruse/who-china-joint-mission-on-covid-19-final-report.pdf.
5. Corrêa TD, Matos GFJ, Bravim BA, Cordioli RL, Garrido APG, Assunção MSC, et al. Intensive support recommendations for critically-ill patients with suspected or confirmed COVID-19 infection. Einstein (São Paulo) 2020;18:eAE5793.
6. Freitas AS, Zica GM, Albuquerque CL. Pandemia de coronavírus (COVID-19): o que os fonoaudiólogos devem saber. CoDAS (São Paulo) 2020;32(3):e20200073.
7. Lechien JR, Chiesa-Estomba CM, Cabaraux P, Mat Q, Huet K, Harmegnies B, et al. Features of mild-to-moderate COVID-19 patients with dysphonia. J Voice 2020:892–1997.
8. Mencke T, Echternach M, Kleinschmidt S, Lux P, Barth V, Plinkert PK, et al. Laryngeal morbidity and quality of tracheal intubation. A randomized controlled trial. Anesthesiology 2003;98(5):1049-56.
9. Martins RHG, Braz JRC, Dias NH, Castilho EC, Braz LG, Navarro LHC. Rouquidão após intubação traqueal. Rev Bras Anestesiol 2006;56(2):189-99.
10. Martins RHG, Dias NH, Santos DC, Fabro AT, Braz JRC. Aspectos clínicos, histológicos e de microscopia eletrônica dos granulomas de intubação das pregas vocais. Rev Bras Otorrinolaringol 2009;75(1):116-22.
11. Vianna PTG, Colognesi JR, Braz JRC. Granuloma de laringe pós-intubação traqueal. Apresentação de um caso. Rev Bras Anestesiol 1977;27:106-111.
12. Chandler M. Tracheal intubation and sore throat: a mechanical explanation. Anesthesia. 2002;57:155-161.
13. Brasil. Agência Nacional de Vigilância Sanitária. Conceitos e definições. [Internet]. [Acesso em 2 jul 2020]. Disponível em: http://portal.anvisa.gov.br/sangue/conceitos-e-definicoes.

14. Conselho Federal de Fonoaudiologia. Manual de Biossegurança 2ª Edição Revisada e Ampliada. Brasília, DF, 2020. Disponível em: https://www.fonoaudiologia.org.br/wp-content/uploads/2020/09/CFFa_Manual_Biosseguranca.pdf.
15. Ximenes Filho JA, Nakanishi M, Montovani JC. Estenose laríngea em crianças. Arq Otorrinolaringol 2002;6:56-60.

SIGILO, CONFIDENCIALIDADE E PRIVACIDADE – PRINCÍPIOS PARA A OFERTA SEGURA DA TELEFONOAUDIOLOGIA

CAPÍTULO 6

Giulia Ito Silva
Andréa Cintra Lopes

INTRODUÇÃO

Nos últimos meses, os profissionais da saúde foram colocados à prova de forma súbita e surpreendente. A pandemia mudou o mundo, e, principalmente, o estilo de vida e as relações no trabalho. A COVID-19 também provocou grandes polêmicas filosóficas e bioéticas, assim como a oferta da tecnologia, sua interface com o mundo digital e os limites da privacidade do cliente.

A Telefonoaudiologia, como termo relativamente novo, dispõe de tecnologias que possibilitam que o nosso cliente possa ser assistido em suas necessidades. No entanto, sua utilização deve abarcar questões éticas a fim de que não se distancie de suas premissas. Embora a Telefonoaudiologia esteja autorizada legalmente, é momento de muita cautela na escolha e utilização de recursos digitais de comunicação.

As questões sobre sigilo, confidencialidade e privacidade são ainda um desafio para todos nós, profissionais da saúde, clientes e fabricantes de plataformas para a oferta da saúde conectada, quanto aos eventuais processos judiciais de clientes, por expor seus dados de forma como não era prevista anteriormente.

O cenário da pandemia da COVID-19 fez com que os profissionais e serviços de saúde criassem diretrizes com critérios para escolha das plataformas, principalmente, do ponto de vista da segurança digital.

Estamos diante da COVID-19, terceira crise da doença causada por coronavírus. Em 2003, teve início, na China, a epidemia de *Severe Acute Respiratory Syndrome* (SARS), que chegou a 29 países, com mortalidade em torno de 10%. Em 2012, surgiu a *Midlle East Respiratoy Coronavirus* (MERS), que afetou mais de 27 países, com mortalidade em torno de 30%. Em dezembro de 2019, também na China, foi a denominada, pela Organização Mundial da Saúde (OMS), em janeiro de 2020, *Severe Acute Respiratory Syndrome* – SARS-CoV-2.[1] Em

11 de março de 2020, a Organização Mundial da Saúde (OMS) declarou que elevou o estado da contaminação à pandemia de COVID-19. A mudança de classificação não se deve à gravidade da doença, e sim à distribuição geográfica rápida (em vários países) que a COVID-19 tem apresentado.[2]

Desde a publicação da Portaria nº 188/GM/MS, de 4 de fevereiro de 2020,[3] que declara Emergência em Saúde Pública de Importância Nacional (ESPIN), o Brasil começou a se preparar para a situação e elaborou o Plano de Contingência Nacional para a COVID-19.[4] Neste sentido, o Conselho Federal de Fonoaudiologia (CFFa) orientou e autorizou que, caso seja em comum acordo com o cliente e família, os atendimentos poderiam ser realizados mediados por tecnologia de comunicação e informação (TIC); no entanto, é **mandatório** que a legislação vigente seja cumprida. Foram publicadas, neste sentido, as Recomendações, nº 18-B, de 17 de março de 2020,[5] que permitia, em caráter emergencial, o uso do telemonitoramento e da teleconsulta nos meses de março e abril de 2020, e nº 20,[6] que permitia o uso do telemonitoramento e da teleconsulta enquanto durar a crise ocasionada pelo coronavírus (SARS-CoV-2), respeitando-se os decretos estaduais e municipais que disciplinam o distanciamento ou isolamento social. Estas Recomendações foram revogadas com a publicação da Resolução CFFa nº 580, *"Dispõe sobre a regulamentação da Telefonoaudiologia e dá outras providências"*, publicada em 25 de agosto de 2020.[7]

Independente do risco de contágio pelo SARS-CoV-2, ocasionando o distanciamento social, há quase 20 anos o CFFa vem publicando diferentes normativas que regulamentam a utilização das tecnologias da informação e comunicação (TIC) para o fornecimento de serviços fonoaudiológicos. Em 2001, foi publicada a Resolução CFFa nº 267: *"Dispõe sobre o uso da internet pelos fonoaudiólogos e dá outras providências"*;[8] em 2009, a Resolução CFFa nº 366: *"Dispõe sobre a regulamentação do uso do sistema Telessaúde em Fonoaudiologia"*[9] e, em 2013, a Resolução CFFa nº 427: *"Dispõe sobre a regulamentação da Telessaúde em Fonoaudiologia e dá outras providências"*,[10] todas revogadas com a publicação da Resolução CFFa nº 580, trazendo um novo cenário para a oferta dos serviços fonoaudiológicos, pós-pandemia.

Apesar das atividades de fornecimento da Telefonoaudiologia (serviços interpretativos, segunda opinião formativa, teleconsulta, teleconsultoria, teleinterconsulta e telemonitoramento) ajustadas às necessidades em saúde de cada contexto social, ela proporciona a prestação de serviços de saúde e abre grandes oportunidades para o seu uso no caso de distanciamento social vivenciado pela COVID-19.

No entanto, independente da oferta da fonoaudiologia, presencial ou mediada pela TIC, é essencial que o fonoaudiólogo respeite os padrões de conduta, aprimore suas competências clínicas com as habilidades relacionadas ao uso e manejo, incluindo etiqueta e segurança digital, assim como com o conhecimento aprofundado de requisitos legais pertinentes, entre outros aspectos, como a seleção de clientes, as diferentes atividades de oferta da telefonoaudiologia e os modelos de fornecimento de serviços em Telefonoaudiologia, de acordo a sincronicidade das interações.

Diante destas considerações, a seleção do cliente é determinante, como apresentado no § 2º do Art. 13 da Resolução CFFa nº 580, "A seleção de clientes candidatos para receber serviços via Telefonoaudiologia deve levar em consideração fatores como idade, escolaridade, cognição, cultura, habilidades para uso de TICs e outras características."[7] De acordo com Guedes (2014),[11] a consulta mediada por TIC pode não ser apropriada para pacientes gravemente doentes ou com distúrbios cognitivos graves, por afetar a capacidade do paciente de usar a tecnologia, assim como quando algumas consultas requerem exames físicos que podem ser difíceis de executar remotamente.

TELEFONOAUDIOLOGIA NO SUPORTE À ASSISTÊNCIA NO BRASIL

Fundamentada no Art. 3º da Lei nº 13.989/2020,[12] foi publicada a Portaria nº 467/2020 47, de 23 de março de 2020,[13] dispondo sobre as ações de Telemedicina na operacionalização das medidas de enfrentamento da epidemia, autorizando sua prática nos âmbitos público e privado. A rede RUTE e o Programa Telessaúde Brasil Redes são iniciativas que articulam as atividades de telessaúde no Sistema Único de Saúde (SUS).

Caetano et al.[14] relataram que a rede RUTE criou, em 21 de março, de forma emergencial para o enfrentamento da pandemia, um Grupo de Interesse Especial (SIG, do inglês *Special Interest Group*), denominado RUTE SIG COVID19 BR.[15] O SIG COVID19 BR tem o objetivo de congregar, nos hospitais terciários universitários, as ações dos diferentes núcleos de telessaúde estaduais ligados ao Programa Brasil TeleRede que estão focadas na estruturação e organização do conhecimento e informações relacionadas com a COVID-19, buscando construir suporte qualificado como ação de enfrentamento à pandemia.

Neste contexto, em consonância às atividades já desenvolvidas no SUS, no âmbito da saúde suplementar, a Agência Nacional de Saúde Suplementar (ANS), acompanhando a declaração de ESPIN, regulamentou em março de 2020, por intermédio da Nota Técnica (NT) nº 3, a teleconsulta.[16] A NT destaca ainda que os procedimentos codificados na Terminologia Unificada da Saúde Suplementar (TUSS) já prevê atendimentos, consultas e sessões realizados pelos profissionais da área da saúde sem restrições quanto ao tipo de atendimento a ser realizado para o procedimento ou evento. Na NT nº 4, de 31 de março,[17] a ANS esclarece, contudo, que no aspecto funcional a operadora e o prestador terão de ajustar a rotina para viabilizar a teleconsulta.

Diante da eminente necessidade de aprofundamento destas questões para a oferta segura da telefonoaudiologia, foram publicadas as "Diretrizes de Boas Práticas em Telefonoaudiologia"[18] com o objetivo de fornecer informações para auxiliar o fonoaudiólogo que deseja iniciar ou expandir o uso da Telefonoaudiologia, devendo ser consideradas de forma complementar às demais regulamentações e diretrizes aplicáveis à oferta de serviços fonoaudiológicos, em particular a Resolução CFFa nº 580/2020.[7] Este primeiro volume trata de aspectos de fundamentação sobre a telefonoaudiologia, de maneira mais generalista.

A Telefonoaudiologia foi definida na Resolução CFFa nº 580/2020[7] como o exercício da Fonoaudiologia, mediado por tecnologias da informação e comunicação (TICs), para fins de promoção de saúde, do aperfeiçoamento da fala e da voz, assim como para prevenção, identificação, avaliação, diagnóstico e intervenção dos distúrbios da comunicação humana, equilíbrio e funções orofaciais.

SIGILO, CONFIDENCIALIDADE E PRIVACIDADE COMO UM PRINCÍPIO PARA A OFERTA DA TELEFONOAUDIOLOGIA

Vários aspectos devem ser considerados no uso da Telefonoaudiologia; no entanto, este capítulo irá abordar as questões do sigilo, confidencialidade e privacidade como um princípio para a oferta da Telefonoaudiologia.

De acordo com Wright e Caudill (2020),[19] a adesão a regulamentos de confidencialidade e segurança está citada entre algumas das dificuldades para a implantação rápida e ampla da telemedicina.

O Art. 6º da Resolução CFFa nº 580/2020[7] determina que *"Os serviços prestados via Telefonoaudiologia deverão respeitar a infraestrutura tecnológica física, os recursos humanos e materiais adequados, assim como obedecer às normas técnicas de guarda, manuseio e transmissão de dados, garantindo-se confidencialidade, privacidade e sigilo profissional".* Os incisos deste artigo abordam estes três direitos.

No entanto, estes três direitos já estavam assegurados na relação profissional-paciente, desde a Resolução CFFa nº 427/2013,[10] que, em seu artigo 2º, havia sido determinado que os serviços prestados por meio da telessaúde devessem garantir privacidade, confidencialidade e sigilo profissional.

Os princípios, como **sigilo**, **confidencialidade** e **privacidade,** também são tratados no documento de estratégia e-Saúde para o Brasil[20] em que é necessário "criar um processo nacional de certificação ou homologação para garantir que sistemas e aplicativos pelos quais transitam informações identificadas em saúde estejam de acordo com os critérios de segurança e privacidade definidos pelas políticas de e-Saúde". Esta necessidade se tornou ainda mais premente após a publicação da Lei nº 13.709, de 14 de agosto de 2018, Lei Geral de Proteção de Dados (LGDP).[21] Com a publicação desta Lei, diferentes entidades e sociedades científicas ligadas à informática em saúde vêm-se mobilizando para tal. Neste sentido, deve-se considerar:

- Lei nº 12.965, de 23 de abril de 2014[22]: estabelece princípios, garantias, direitos e deveres para o uso da internet no Brasil.

- ABNT/NBR/ISO 27.799:2019[23] "Informática em saúde - Gestão de segurança da informação em saúde utilizando a ISO/IEC 27002": fornece diretrizes para normas de segurança de informações organizacionais e práticas de gestão de segurança da informação.
- ABNT ISO/TS 13131:2016[24] "Informática em saúde - Serviços de telessaúde - Diretrizes para o planejamento de qualidade".

Lei Geral de Proteção de Dados

Promulgada em 2018, a Lei nº 13.709 é conhecida como "Lei Geral de Proteção de Dados – LGPD".[21] A LGPD prevê o reforço aos direitos da personalidade, entre os quais privacidade, intimidade, sigilo, imagem e voz.

A gestão destas informações requer metodologias e técnicas que garantam a segurança de informações e registros, em todo o seu ciclo de vida, a confidencialidade das informações e a privacidade das pessoas, pois as informações em saúde, registradas ou não, e principalmente aquelas produzidas pela assistência ao paciente, que são consideradas sensíveis, referem-se à dimensão crítica e íntima, que é a saúde dos indivíduos. De acordo com a LGPD, dado pessoal sensível refere-se à "[...] origem racial ou étnica, convicção religiosa, opinião política, filiação a sindicato ou a organização de caráter religioso, filosófico ou político, dado referente à saúde ou à vida sexual, dado genético ou biométrico, quando vinculado a uma pessoa natural".

Tomasevicius-Filho *et al.* (2020),[25] nas Diretrizes de Boas Práticas em Telefonoaudiologia, discutiram a questão da privacidade, intimidade e sigilo na telefonoaudiologia, fundamentada na LGPD, uma vez que estes princípios requerem atenção quanto aos seus aspectos jurídicos, e, em decorrência das peculiaridades dessa forma de prestação de serviços, cuidados adicionais devem ser tomados pelo profissional durante o atendimento. Citam:

> "No direito civil, denominam-se direitos da personalidade. No direito internacional, são conhecidos como direitos humanos e, no direito constitucional, definem-se como direitos fundamentais. Por sua importância, as características de tais direitos consistem na intransmissibilidade e irrenunciabilidade. Sendo assim, mesmo que a pessoa concorde que tais direitos sejam violados, esse fato não servirá de justificativa para o afastamento das sanções previstas em lei. A legislação estabelece como direitos da personalidade a proteção da privacidade, intimidade, segredo, imagem e voz das pessoas."[26]

Sigilo, Confidencialidade e Privacidade

O aspecto ético primordial suscitado pela telefonoaudiologia é o respeito ao sigilo, à confidencialidade e à privacidade das informações.

Sigilo Profissional

Na prática fonoaudiológica, seja ela de forma presencial ou mediada pela tecnologia, o sigilo é imprescindível. O fonoaudiólogo deve resguardar o que lhe é relatado pelo cliente ou familiares, assim como o que é identificado durante o acompanhamento do caso por meio de anamnese/entrevista, avaliação fonoaudiológica ou exames complementares. O sigilo profissional envolve a guarda de informações e fatos obtidos pelo profissional durante sua atuação com o cliente.

O assunto está especificado no Código de Ética da Fonoaudiologia,[27] em seu capítulo VI, "do sigilo profissional," e reafirmado na Constituição Federal Brasileira,[28] no Código Penal,[29] no Código de Processo Penal,[30] no Código de Processo Civil[31] e no Estatuto da Criança e do Adolescente (ECA).[32] Caso descumpra essas normas, o profissional fica sujeito a sanções administrativas e jurídicas do Conselho Regional de Fonoaudiologia de sua jurisdição e Código Civil e/ou Penal.

Confidencialidade

A confidencialidade pode ser entendida como a garantia de que as informações e dados não sejam divulgados, ou estejam disponíveis para consulta, sem autorização do indivíduo que a forneceu em confiança.[33]

Confidencialidade foi definida pela Organização Internacional de Normatização (ISO) na norma ISO/IEC 17799[34] como "garantir que a informação seja acessível apenas àqueles autorizados a ter acesso". É imprescindível para a segurança da informação. A confidencialidade é uma das metas do projeto para muitos sistemas de criptografia.

Privacidade

A privacidade é o direito constitucional que os indivíduos têm de não terem sua intimidade ou informações acerca de si expostas sem sua autorização. A privacidade não é uma prerrogativa só da informação e dados, mas estão incluídos o corpo e a imagem dos indivíduos.

> *O respeito ao sigilo, à privacidade e à confidencialidade constituem princípios gerais éticos e bioéticos adotados pela fonoaudiologia, conforme código de ética da profissão.*

A preservação da privacidade[35] envolve a concessão, por parte do paciente, para que o profissional saiba de algo íntimo dele, uma vez que a relação interpessoal existente é de grande confiança. A confidencialidade está intimamente ligada com a privacidade e é endossada pelo fonoaudiólogo quando as informações compartilhadas pelo paciente não são comunicadas a terceiros, ao menos que o relator autorize.[35] Por fim, o sigilo profissional pode ser definido como a não exposição do que é relatado pelo paciente, assim como o que nele é visto, sendo por exames físicos ou complementares.[36]

Tais garantias conferidas ao paciente pelo profissional em um atendimento presencial/pessoal também devem ocorrer nos serviços em telefonoaudiologia.

Dessa forma, vale lembrar que, caso haja a violação do sigilo profissional, o paciente é respaldado pelo art. 154 do Código Penal (CP):

> *Art. 154. Revelar alguém, sem justa causa, segredo, de que tem ciência em razão de função, ministério, ofício ou profissão, e cuja revelação possa produzir dano a outrem:*
> *Pena - detenção, de três meses a um ano, ou multa de um conto a dez contos de réis.*[29]

Considerando que o art. 154 do Código Penal objetiva a proteção do segredo, obtido de forma lícita pelo profissional da saúde em seu exercício ocupacional, ao ser corrompido, haverá consequentemente a violação à intimidade, à vida privada, à honra e à imagem das pessoas,[37] cujos aspectos são direitos garantidos pelo art. 5º, X, da Constituição Federal:

> *Art. 5º Todos são iguais perante a lei, sem distinção de qualquer natureza, garantindo-se aos brasileiros e aos estrangeiros residentes no País a inviolabilidade do direito à vida, à liberdade, à igualdade, à segurança e à propriedade, nos termos seguintes:*
> *X - são invioláveis a intimidade, a vida privada, a honra e a imagem das pessoas, assegurado o direito a indenização pelo dano material ou moral decorrente de sua violação;*[28]

Ao haver a quebra do sigilo profissional, além do fonoaudiólogo transgredir a Constituição Federal, ele estará também incorrendo em uma infração ética pelo Código de Ética da Fonoaudiologia, art. 24.[27]

O uso da telessaúde implica na transmissão de milhares de informações sobre pacientes por meio das redes de computadores. Essas correm o risco de ser alteradas, intencionalmente ou não,[38] durante o manuseio de TICs, de ser interceptadas por entidades não autorizadas, fraudadas por indivíduos sem autorização que tiveram acesso aos dados do paciente, ou de ser perdidas,[38] sendo elas arquivadas ou transmitidas por computadores. Assim sendo, os *softwares* utilizados devem incorporar recursos para proteção de dados,[38] garantindo que o sigilo, a privacidade e a confidencialidade das informações sejam asseguradas ao paciente.

Portanto, a fim de que tais direitos sejam assegurados ao cliente, o profissional fonoaudiólogo deve escolher com muita cautela as tecnologias a ser utilizadas, como é exigido no § 3º do Art. 5° da Resolução CFFa nº 580:[7]

> *"Todos os esforços devem ser tomados para se utilizar tecnologias da informação e comunicação que atendam a padrões de verificação, confidencialidade, armazenamento da informação e segurança reconhecidos e adequados".*

Em 2013, algumas considerações já haviam sido realizadas por Rezende *et al.* acerca da prática em telessaúde.[33] Dentre elas estavam a relevância do uso de senhas e de controle de acesso aos sistemas utilizados, uso do termo de consentimento livre e esclarecido (TCLE), e a importância da difusão de normas e protocolos nacionais e internacionais que orientassem os profissionais da saúde na garantia da confidencialidade das informações de seus clientes ao utilizarem dados, imagens e fazerem registros.

Uma maneira de caminhar para uma prática segura em Telefonoaudiologia é por meio da incorporação de medidas de segurança de dados,[18] ou seja, de ações e técnicas que protejam os sistemas eletrônicos de invasões, fraudes ou intercepções não autorizadas.[38] Dessa forma, para auxiliar os fonoaudiólogos na oferta da Telefonoaudiologia, o Conselho Federal de Fonoaudiologia, a Sociedade Brasileira de Fonoaudiologia e a Academia Brasileira de Audiologia publicaram uma nota de esclarecimento, em 6 de abril de 2020,[39] recomendando o uso de plataformas que atendessem a lei norte-americana, "Lei de Portabilidade e Responsabilidade de Seguro Saúde".[40]

A lei em questão tem o objetivo de garantir a privacidade aos indivíduos, ao exigir a adoção de medidas protetivas em sistemas que possuam o tráfego de informações de saúde individualmente identificáveis.

Apesar das inúmeras vantagens e recursos de se utilizar a internet, é importante ter consciência dos riscos e complicações que podem comprometer sua segurança, tanto para pessoas físicas quanto para empresas e organizações.

As redes sociais não garantem a segurança total da informação que foi carregada para um perfil, mesmo quando esses *posts* foram ajustados para ser privados.[41]

Contrato e Termo de Consentimento Livre e Esclarecido (TCLE)

O **Contrato**, na prestação de serviços em saúde, é a forma segura de formalizar a prestação de serviços de saúde que se realizam com o pagamento, pelo contratante de determinado valor ao contratado, conforme estabelecido em prévio acordo.

Com a regulamentação dos planos de saúde a partir da Lei nº 9.656/98 e com a criação da ANS pela Lei nº 9.961/00,[42] houve aumento significativo do número de contratos entre profissionais da área da saúde e clientes, assegurando, dessa forma, o recebimento dos honorários das datas determinadas pelo contrato.

O **Termo de Consentimento Livre e Esclarecido (TCLE)**[31] tem por finalidade possibilitar, aos clientes, o mais amplo esclarecimento sobre as atividades que serão realizadas, a plataforma utilizada, seus riscos e benefícios, para que a sua manifestação de vontade no sentido de participar (ou não), seja efetivamente livre e consciente. As Diretrizes de Boas Práticas em Telefonoaudiologia, publicada pelo CFFa, destaca as informações mínimas que o TCLE deve conter.[25]

De acordo com Souza *et al.* (2013),[43] o TCLE é documento de caráter explicativo, e, assim, deve garantir sua participação voluntária, em que o cliente não deverá ser pressionado ou coagido. Por meio do TCLE e de sua assinatura, o cliente reconhece que ele entende e aceita todos os aspectos da intervenção, incluindo os riscos e possíveis benefícios envolvidos. Ele prioriza a garantia da autonomia pela ausência de coerção, do respeito por meio de uma explicação simples, clara e honesta e da possibilidade de recusa ou desistência do cliente, que poderá ocorrer.

CONSIDERAÇÕES FINAIS

Com este novo cenário, faz-se indispensável que a segurança dos dados sensíveis seja adotada pelos fonoaudiólogos. O profissional deve zelar pela integridade, confidencialidade e sigilo das informações para que a privacidade do cliente seja resguardada.

> *Gerir informações registradas em saúde é, além de outras questões importantes, preservar e proteger as informações, os dados, o corpo e a imagem dos pacientes, profissionais e instituições.*

No mais, há necessidade de formação mínima e essencial para que as Instituições de Ensino Superior (IES) preparem os futuros fonoaudiólogos no uso de recursos tecnológicos digitais, na segurança digital, assim como nos aspectos bioéticos.

REFERÊNCIAS BIBLIOGRÁFICAS

1. Araújo LMQ. Desafios de uma nova doença. Revista Ser Médico 2020 Jan/Fev;18-21.
2. OPAS - Organização Pan-Americana da Saúde. OMS afirma que COVID-19 é agora caracterizada como pandemia. Brasília, DF: OPAS, 11 Mar 2020. [Acesso em 10 set 2020]. Disponível em: https://bit.ly/3iiBE1z.
3. Ministério da Saúde. Portaria n[o.] 188/2020. Declara Emergência em Saúde Pública de Importância Nacional (ESPIN) em decorrência da infecção humana pelo novo

coronavírus (2019-nCoV). Diário Oficial da União: Ministério da Saúde, 2020. [Acesso em 03 set 2020]. Disponível em: https://bit.ly/3bL6qO0.
4. Ministério da Saúde. Plano de Contingência Nacional para Infecção Humana pelo novo Coronavírus COVID-19. [Internet] Brasília: Centro de Operações de Emergências em Saúde Pública, 2020. [Acesso em 15 set 2020]. Disponível em: https://portalarquivos2.saude.gov.br/images/pdf/2020/fevereiro/13/plano-contingencia-coronavirus-COVID19.pdf.
5. Conselho Federal de Fonoaudiologia (CFFa). Recomendação CFFa nº 18-B, de 17 de março de 2020. Recomenda que, em condições emergências, como em casos de pandemia, a teleconsulta e telemonitoramento possam ser realizados temporariamente para os meses de março e abril de 2020. Brasília: CFFa, 2020. [Acesso em 10 set 2020]. Disponível em: https://bit.ly/33jRF0K.
6. Conselho Federal de Fonoaudiologia (CFFa). Recomendação CFFa nº 20, de 23 de abril de 2020. Dispõe sobre o uso da Telefonoaudiologia durante a crise causada pelo coronavírus (SARS-CoV-2). Brasília: CFFa; 2020. [Acesso em: 10 set 2020]. Disponível em: https://bit.ly/33imfl7.
7. Conselho Federal de Fonoaudiologia (CFFa). Resolução CFFA Nº 580/2020. Dispõe sobre a regulamentação da Telefonoaudiologia e dá outras providências. Diário Oficial da União: seção 1, Brasília, DF, p. 131, 25 ago. 2020.
8. Conselho Federal de Fonoaudiologia (CFFa). Resolução CFFA Nº 267/2001. Dispõe sobre a utilização da INTERNET pelos fonoaudiólogos e dá outras providências. Diário Oficial da União: seção 1, Brasília, DF, p. 61, 27 mar. 2001.
9. Conselho Federal de Fonoaudiologia (CFFa). Resolução CFFA Nº 366/2009. Dispõe sobre a regulamentação do uso do sistema Telessaúde em Fonoaudiologia. Diário Oficial da União: seção 1, Brasília, DF, p. 75, 06 mai. 2009.
10. Conselho Federal de Fonoaudiologia (CFFa). Resolução CFFA Nº 427/2013. Dispõe sobre a regulamentação da Telessaúde em Fonoaudiologia e dá outras providências. Diário Oficial da União: seção 1, Brasília, DF, 01 mar. 2013.
11. Guedes ACCM, Síndico SRF. Implantação de telessaúde em hospital de alta complexidade: o desafio de construir campo de interlocução entre o desenvolvimento tecnológico e a qualificação em saúde. J Bras Telessaúde 2014;3(2):56-63.
12. Brasil. Lei nº 13.989, de 15 de abril de 2020. Dispõe sobre o uso da telemedicina durante a crise causada pelo coronavírus (SARS-CoV-2). Diário Oficial da União: seção 1, Brasília, DF, n. 73, p. 1, 14 abr. 2020.
13. Ministério da Saúde. Portaria nº 467/2020. Dispõe, em caráter excepcional e temporário, sobre as ações de Telemedicina, com o objetivo de regulamentar e operacionalizar as medidas de enfrentamento da emergência de saúde pública de importância internacional previstas no art. 3º da Lei nº 13.979, de 6 de fevereiro de 2020, decorrente da epidemia de COVID-19. Diário Oficial da União: Ministério da Saúde, 2020. [Acesso em 03 set 2020]. Disponível em: https://bit.ly/3hrsXRn.
14. Caetano R, Silva AB, Guedes ACC, Paiva CCN, Ribeiro GR, Santos DL. Desafios e oportunidades para telessaúde em tempos da pandemia pela COVID-19: uma reflexão sobre os espaços e iniciativas no contexto brasileiro. Cad Saúde Pública 2020;36(5):e00088920.
15. Rede Universitária de Telemedicina- RUTE SIG-COVID19-BR. In: Wiki RNP. [Acesso em 26 ago 2020]. Disponível em: https://bit.ly/3mcdO9N.

16. Agência Nacional de Saúde Suplementar (ANS). Nota Técnica n° 3/ 2020/DIRAD-DIDES/DIDES. ANS, 2020. [Acesso em 26 ago 2020]. Disponível em: https://bit.ly/32g1YDS.
17. Agência Nacional de Saúde Suplementar (ANS). Nota Técnica n° 4/ 2020/DIRAD-DIDES/DIDES. ANS, 2020. [Acesso em 26 ago 2020]. Disponível em: https://bit.ly/2ZI1G7d.
18. Lopes AC, Barreira-Nielsen C, Ferrari DV, Campos PD, Raos SM (Org). Diretrizes de boas práticas em telefonoaudiologia. Brasília: Conselho Federal de Fonoaudiologia; 2020. p. 49-51. E-book. [Acesso em 10 set 2020]. Disponível em: https://bit.ly/3nL98b6.
19. Wright JH, Caudill R. Remote treatment delivery in response to the COVID-19 pandemic. Psychother Psychosom 2020;89(3):130-2.
20. Ministério da Saúde. Estratégia e-saúde para o Brasil. Brasília: Comitê Gestor da Estratégia e-Saúde; 2017. [Acesso em 15 set 2020]. Disponível em: https://bit.ly/3pQUlxm.
21. Brasil. Lei n° 13.709, de 15 de agosto de 2018. Dispõe sobre a proteção de dados pessoais e altera a Lei nº 12.965, de 23 de abril de 2014 (Marco Civil da Internet). Diário Oficial da União: seção 1, Brasília, DF, n. 157, p. 59, 15 ago. 2018. [Acesso em 10 set 2020]. Disponível em: https://bit.ly/3ivGEja.
22. Brasil. Lei n°12.965, de 23 de abril de 2014. Estabelece princípios, garantias, direitos e deveres para o uso da Internet no Brasil. Diário Oficial da União: seção 1, Brasília, DF, n. 77, p. 1, 23 abr. 2014. [Acesso em 10 set 2020]. Disponível em: https://bit.ly/32i9jTl.
23. Associação Brasileira de Normas Técnicas (ABNT). ABNT NBR ISO 27799: Informática em saúde - Gestão de segurança da informação em saúde utilizando a ISO/IEC 27002. ABNT, 2019. 121 p.
24. Associação Brasileira de Normas Técnicas (ABNT). ABNT ISO/TS 13131: Informática em saúde - Serviços de telessaúde - Diretrizes para o planejamento de qualidade. ABNT, 2016. 40 p.
25. Tomasevicius Filho E, Ferrari DV, Lopes AC, Campos PD, Pinheiro LAVS, Barreira-Nielsen C. Aspectos legais, éticos e regulatórios. In: LOPES et. al. (org.). Diretrizes de boas práticas em telefonoaudiologia. Brasília: Conselho Federal de Fonoaudiologia; 2020. p. 31-38. [Acesso em 10 set 2020]. Disponível em: https://bit.ly/3nL98b6.
26. Brasil. Constituição da República Federativa do Brasil, de 5 de outubro de 1988. Diário Oficial da República Federativa do Brasil [Internet]: seção 1, Brasília, DF, ano 126, n. 191-A, p. 1-32, 5 out 1988. [Acesso em 03 de set 2020]. Disponível em: https://bit.ly/36opsq6.
27. Conselho Federal de Fonoaudiologia (CFFa). Código de Ética da Fonoaudiologia. Diário Oficial da União: seção 1, Brasília, DF, p. 196-198, 07 mar. 2016. [Acesso em 10 set 2020]. Disponível em: https://bit.ly/3m4uwYV.
28. Brasil. [Constituição (1988)]. Constituição da República Federativa do Brasil. Brasília, DF: 1988. 496 p. [Acesso em 10 set 2020]. Disponível em: https://bit.ly/2Zop2P2.
29. Brasil. Decreto-Lei n° 2.848, de 7 de dezembro de 1940. Código Penal. Diário Oficial da União: Seção 1, Brasília, DF, p. 23911, 31 dez 1940. [Acesso em 3 set 2020]. Disponível em: https://bit.ly/2MSJ0eq.

30. Brasil. Decreto-Lei nº 3.689, de 3 de outubro de 1941. Código de Processo Penal. Diário Oficial da União [Internet]: seção 1, Brasília, p. 19699, 13 out 1941. [Acesso em 3 set 2020]. Disponível em: https://bit.ly/2QjsshG.
31. Brasil. Lei nº 13.105, de 16 de março de 2015. Código de Processo Civil. Diário Oficial da União [Internet]: seção 1, Brasília, p. 1, 17 mar 2015. [Acesso em 3 set 2020]. Disponível em: https://bit.ly/35mDIOK.
32. Brasil. Lei nº 8.069, de 13 de julho de 1990. Dispõe sobre o Estatuto da Criança e do Adolescente e dá outras providências. Diário Oficial da União [Internet]: seção 1, Brasília, p. 13563, 16 jul. 1990. [Acesso em 3 set 2020]. Disponível em: https://bit.ly/36lilPb.
33. Rezende EJC, Tavares EC, Souza C, Melo MCB. Telessaúde: confidencialidade e consentimento informado. Rev Méd Minas Gerais 2013;23(3):367-73. [Acesso em 30 ago 2020]. Disponível em: http://rmmg.org/artigo/detalhes/223.
34. International Organization for Standardization (ISO). ISO/IEC 17799:2005: Tecnologia da informação - Técnicas de segurança - Código de prática para a gestão da segurança da informação. ISO, 2005. 120 p.
35. Loch JA. Confidencialidade: natureza, características e limitações no contexto da relação clínica. Bioética 2003;11(1):51- 64. [Acesso em 03 set 2020]. Disponível em: https://bit.ly/3m68zJ3.
36. Martins GZ. Sigilo médico. J Vasc Br 2003;2(3):260-5.
37. Scarton RR. Violação do segredo profissional dos médicos: aspectos jurídicos e (bio)éticos. Revista da SORBI, 2015;3(2):20-35.
38. Fraga MJG, Rodríguez ONH. Bioética y nuevas tecnologías: telemedicina. Rev Cuba Enferm 2007;23(1):3-12. [Acesso em 30 ago 2020]. Disponível em: https://bit.ly/2Fj9ULJ.
39. Sociedade Brasileira de Fonoaudiologia (SBFa). Nota de esclarecimento sobre a telessaúde em fonoaudiologia. SBFa, 2020. [Acesso em 03 set 2020]. Disponível em: https://bit.ly/2ZqNBe4.
40. Health Insurance Portability and Accountability Act (HIPAA). HIPAA for Professionals. United States: HIPAA, 2017. [Acesso em 03 set 2020]. Disponível em: https://bit.ly/35rb2aL
41. Sociedade Internacional. Segurança e privacidade nas redes sociais. [S. l.]: 2013. [Acesso em 25 ago 2020]. Disponível em: https://bit.ly/35qxO2A.
42. Agência Nacional de Saúde Suplementar (ANS). Nota Técnica nº 6/ 2020/GGRAS/DIRAD-DIPRO/DIPRO. ANS, 2020. [Acesso em 26 ago 2020]. Disponível em: https://bit.ly/35nVrZB.
43. Souza MK, Jacob CE, Gama-Rodrigues J, Zilberstein B, Cecconello I, Habr-Gama A. Termo de consentimento livre e esclarecido (TCLE): fatores que interferem na adesão. ABCD. Arquivos Brasileiros de Cirurgia Digestiva (São Paulo) 2013;26(3):200-5.

COMUNICAÇÃO SUPLEMENTAR E ALTERNATIVA EM PACIENTES COM COVID-19

CAPÍTULO 7

Janaina Maria Maynard Marques

COMUNICAÇÃO SUPLEMENTAR E ALTERNATIVA NO CONTEXTO HOSPITALAR

A Comunicação Suplementar e/ou Alternativa (CSA) é definida pela American Speech and Hearing Association (ASHA) como:

> "... uma área de prática clínica, de pesquisa e educacional que visa compensar e facilitar, temporária ou permanentemente, padrões de prejuízo e inabilidade de indivíduos com severas desordens expressivas e/ou desordens na compreensão de linguagem. A CSA pode ser necessária para indivíduos que demonstrem prejuízos nos modos de comunicação gestual, oral e/ou escrita" (ASHA, 1991).[1]

A comunicação será considerada suplementar quando o indivíduo utiliza outro meio de comunicação para complementar ou compensar deficiências que a fala apresenta, e alternativa quando o indivíduo utiliza outro meio para se comunicar em vez da fala.

É uma das áreas da Tecnologia Assistiva pois, visa a participação, a autonomia, a independência e a qualidade de vida de pessoas com dificuldades de comunicação.[2-4]

O trabalho com CSA surgiu no Brasil no final da década de 70 por meio do trabalho desenvolvido por uma escola especial. Hoje, a atuação é mais ampla no contexto educacional e clínico sendo ainda muito restrita no ambiente hospitalar. A Associação dos Membros Brasileiros da International Society for Augmentative and Alternative Communication, também designada pela sigla ISAAC-Brasil, foi fundada em 2005 e tornou-se capítulo brasileiro dessa organização em 2012. Consiste no grupo de profissionais de diversas áreas, usuários de recursos de CSA e familiares que tem como objetivo divulgar a área de trabalho pelo Brasil e promover a melhor comunicação possível para as pessoas com necessidades complexas de comunicação.* Já, na Sociedade Brasileira de Fonoaudiologia, o Comitê de Comunicação Alternativa foi criado em 2006, vinculado ao Departamento de Linguagem que, cada vez mais, vem ampliando suas ações e publicações na área.** A CSA pode ser utilizada por crianças e adultos com necessidades complexas de comunicação em vários contextos (educacional, clínico, domiciliar, hospitalar, social e profissional). Neste capítulo, abordaremos o trabalho desenvolvido no contexto hospitalar.

A vulnerabilidade comunicativa que frequentemente está presente em pacientes hospitalizados pode ser definida, de acordo com The Joint Commission, como:

> "qualquer falha que ocorra no processo de comunicação entre o paciente e seu interlocutor, levando à desautorização ou privação do indivíduo em participar, ativamente, de sua recuperação, desde a admissão até a alta hospitalar."[5]

Nesta situação, a pessoa pode estar mais vulnerável a complicações que poderiam ser evitadas, além de se sentir impotente por não participar das tomadas de decisões em relação aos procedimentos realizados e, muitas vezes, pela privação de poder contribuir no monitoramento do seu estado clínico, informando o que está sentindo, além de poder compartilhar seus sentimentos. Embora ocorram tentativas para trocas dialógicas, é comum ocorrer mal-entendidos, deixando o diálogo limitado ao que é essencial.[6-9]

As dificuldades de comunicação geram impactos aos pacientes bem como aos familiares e à equipe de saúde que também se sentem frustrados por não compreender e, muitas vezes, não serem compreendidos pelo paciente.[5]

A comunicação vulnerável raramente é reconhecida como fator que afeta diretamente o estado clínico e a recuperação do paciente, seja por parte da família, da equipe ou pela própria fonte pagadora do serviço de saúde prestado e, simplesmente, por falta de conhecimento sobre os benefícios das estratégias de aprimoramento da comunicação.[5,9,10]

A possibilidade de minimizar os impactos da comunicação vulnerável por meio da proposta de intervenção com recursos de CSA faz parte do conjunto de ações voltadas para a humanização e a produção de cuidado na assistência hospitalar baseada nos princípios da integralidade.[6,11] Por exemplo, a realização de videochamadas para familiares e o uso de crachás alternativos com fotos grandes e coloridas dos profissionais sorrindo e com seus nomes

---

* http://www.isaacbrasil.org.br/. Acesso em 30/08/2020.
https://www.isaac-online.org/english/home/. Acesso em 30/08/2020.
** https://www.sbfa.org.br/portal2017/departamentos/4_linguagem. Acesso em 30/08/2020.

bem legíveis. A proposta vem ao encontro da Política de Humanização do SUS (Sistema Único de Saúde) visando a modificar o modelo biomédico de saúde, ampliando um olhar biopsicossocial, em que se busca aproximar o cuidador e a pessoa sob seus cuidados.[12]

Por muito tempo, acreditou-se que o uso de recursos de CSA poderia impedir o desenvolvimento ou a recuperação da fala. Na verdade, o uso desses recursos favorecerá a comunicação, a interação, o desenvolvimento da linguagem e de habilidades cognitivas, a aprendizagem, e o desenvolvimento da fala, caso o paciente tenha condições para tal.

A CSA pode ser sem ou com apoio. Quando a pessoa, apesar de não falar, consegue comunicar-se utilizando o seu próprio corpo, como, por exemplo, sinalizar "SIM" ou "NÃO" com movimentos de cabeça ou mãos e usar gestos indicativos com as mãos ou movimentos corporais, nós denominamos comunicação sem apoio. Já, quando a pessoa precisa de um recurso fora do seu corpo para se comunicar como, por exemplo, objetos do cotidiano, prancha impressa, *notebook*, *tablet*, *smartphone* ou até mesmo papel e caneta, ou quadro branco e pincel, denominamos comunicação com apoio.

Os recursos de CSA podem ser de baixa ou alta tecnologia, mas o mais comum, no ambiente hospitalar, são os recursos de baixa tecnologia frente à facilidade de produção e manuseio, baixo custo e funcionalidade. Apesar do custo dos recursos de alta tecnologia, alguns serviços hospitalares privados no país já disponibilizam esse serviço, seja para avaliação ou terapia. Os recursos de baixa tecnologia devem ser plastificados e os de alta tecnologia devem ser totalmente envolvidos com papel-filme para possibilitar a higienização e desinfecção necessárias, garantindo a segurança do paciente e da equipe, respeitando as normativas da Comissão de Controle de Infecção Hospitalar da instituição, além de manter a conservação do material.[6,13]

Dentre os recursos de baixa tecnologia, podemos citar as pranchas impressas, papel com caneta e quadro branco com pincel. São considerados recursos de alta tecnologia os *tablets* e *smartphones* e seus aplicativos, *notebooks* e seus *softwares*, acionadores, vocalizadores e os dispositivos de controle ocular.

As pranchas de baixa ou alta tecnologia geralmente são constituídas por símbolos pictográficos de sistemas gráficos avaliados e escolhidos previamente, figuras e fotos, além de números, letras e palavras. O ideal é que elas sejam customizadas para melhor atender as demandas de cada paciente de acordo com as suas condições físicas, sensoriais, cognitivas e psicossociais. O tamanho e a quantidade de símbolos por prancha precisam ser especificados, assim como o vocabulário a ser inserido, que deve possibilitar a compreensão e a expressão de aspectos relacionados com o contexto. No entanto, a falta de customização não deve ser impeditiva para que se possa aprimorar a comunicação do paciente, podendo-se, ainda, adaptar os materiais padronizados para a maior funcionalidade possível.[10,13]

Ao contrário do que muitos pensam o uso de símbolos pictográficos não infantiliza o seu usuário. A fácil significação do símbolo pictográfico favorece a compreensão e a expressão rápida e a comunicação eficiente entre o emissor e o receptor da mensagem.

O vocabulário normalmente é organizado por categorias semânticas ou sintáticas, respeitando a construção frasal da esquerda para a direita para que, caso seja possível, a construção de frases simples facilite a busca pelos símbolos e a organização do pensamento pelo usuário. Dentre as categorias, podem ser incluídas: como estou me sentindo (falta de ar, coceira, dor, náusea, tontura, cansaço, palpitação, dificuldade de engolir), necessidades básicas (frio, calor, sede, fome, fazer xixi ou cocô, roupa molhada, banho, sono, mudar de posição), necessidades pessoais (óculos, prótese dentária, aparelho auditivo, celular), sentimentos (medo, angústia, saudade, tristeza, irritado, confuso), escala de intensidade de dor, partes do corpo, perguntas (estou melhor, estou pior, quando vou para casa), respostas imediatas (sim, não, talvez, não tem na prancha), pessoas (família, profissionais da saúde) e espiritualidade.

A seleção do símbolo gráfico na prancha de comunicação pode ser feito diretamente pelo paciente quando ele tem condições de apontar ou deve ser feito pela varredura por linhas e colunas ou grupos de elementos a serem selecionados pelo paciente por meio de um código previamente definido, como o piscar dos olhos, o balançar da cabeça ou o sorriso, por exemplo.[6] É importante que a varredura, assim como o código de resposta, seja previamente definida e sistematizada para garantir a funcionalidade e a agilidade no processo interacional, evitando frustrações e a desistência.

Os dispositivos de controle ocular favorecem o acesso direto às pranchas de comunicação e podem facilitar o acesso aos documentos no computador pessoal. Além disso, podem oferecer o *feedback* auditivo por voz sintetizada ou gravada que pode reforçar a autonomia do paciente no processo de comunicação.

Pesquisas consideram relevante a disponibilização de relógio, calendário e sinalização de rotina para a maior organização do paciente quanto às noções de tempo, além de que a antecipação e a previsibilidade num ambiente desconhecido e de certa forma ameaçador podem minimizar confusões e sentimentos de medo, angústia e solidão.[14]

É de fundamental importância que haja profissionais competentes no hospital para a avaliação e a indicação do uso de recursos de CSA no momento mais oportuno. Também cabe a eles a definição do recurso e sua customização, o melhor posicionamento do paciente, a melhor forma de acesso e o treinamento do uso pelo paciente e por todos os envolvidos. Não devemos negligenciar a importância da capacitação de todos os profissionais da equipe, criando uma rede integrada de profissionais qualificados que possam, de fato, ampliar as possibilidades comunicativas do paciente em vulnerabilidade comunicativa, garantindo a autonomia, valorização e inclusão da pessoa hospitalizada. Muitas vezes, é necessário não só uma equipe treinada, mas empoderada para intervir junto às políticas institucionais e às práticas multiprofissionais.[5,6,13]

Para que a comunicação seja eficaz, é necessário que a expressão da mensagem seja feita de forma eficiente pelo transmissor, assim como a compreensão pelo receptor da mensagem.

Por ser uma forma diferente para se comunicar, é importante que o interlocutor também utilize o recurso ao interagir com o paciente, modelando a comunicação, incentivando-o ao uso do recurso que deverá ser ensinado e aprendido, evidenciando a sua funcionalidade e eficácia. A perda da função comunicativa pela fala geralmente é uma experiência impactante e, muitas vezes, difícil para o paciente entender ou aceitar que ele pode se comunicar de outras formas.

Esse fato reforça a importância do treinamento para o uso dos recursos de CSA para todos os interlocutores envolvidos com o processo e a garantia do sucesso.

A partir de relatos de pacientes, verifica-se que as demandas de comunicação incluem situações específicas sobre o quadro clínico e procedimentos hospitalares, bem como situações externas ao hospital referentes à sua vida pessoal, como preocupação com familiares, trabalho, além das dificuldades para expor sobre seus sentimentos, angústias e desejos.[6,15]

Na verdade, considera-se essencial a intervenção na área de CSA desde a admissão até a alta hospitalar ou durante todo o período em que o paciente estiver em situação de vulnerabilidade comunicativa, garantindo o seu direito à comunicação, respeitando a variação de demandas de acordo com cada fase do processo.[5]

É possível inclusive, propor a intervenção com recursos de CSA antecipadamente quando é previsto a restrição da comunicação após um procedimento, como, por exemplo, uma cirurgia eletiva. Nesses casos, a possibilidade de customização e o treinamento do paciente, familiares e equipe favorece um melhor resultado.[10]

Pacientes com deficiências preexistentes e que já usam recursos de CSA devem utilizá-los no ambiente hospitalar com as devidas adaptações, se necessário, e a equipe de saúde deve ser devidamente orientada.[10]

Pacientes com diferenças linguísticas e culturais podem também se beneficiar de algumas ferramentas e estratégias de aprimoramento da comunicação, em decorrência de vulnerabilidades comunicativas concomitantes, caso não haja intérpretes disponíveis.[10]

Portanto, é um trabalho multi-interdisciplinar que deve envolver fonoaudiólogos, terapeutas ocupacionais, fisioterapeutas, psicólogos, enfermeiros, assistentes sociais, médicos, engenheiros, etc. O fonoaudiólogo, considerado o profissional responsável pela comunicação humana, deve ser o grande fomentador deste trabalho e orientador da equipe multiprofissional. Deve apropriar-se dessa área de atuação e, junto com a equipe multi-interdisciplinar, criar projetos de implementação do serviço, treinamento da equipe e intervenção com os pacientes críticos.[9,16] No Brasil, a atuação do fonoaudiólogo, no contexto hospitalar, ainda é predominante na área da disfagia.[12]

A dificuldade em se comunicar oralmente pode levar o paciente a sentimentos de tristeza, ansiedade, raiva, medo, impotência, insegurança, pânico, dentre outros, interferindo diretamente no seu quadro clínico e dificultar a sua recuperação.[14]

Portanto, a implementação de estratégias de CSA que melhor atende o paciente em vulnerabilidade comunicativa é essencial para manter a possibilidade de comunicação facilitando a compreensão e a expressão entre emissor e receptor das mensagens, promover conexões sociais, bem estar pessoal, estabilidade emocional e clínica, além do paciente, em geral, conseguir participar ativamente do seu autocuidado e monitoramento dos sintomas, necessitar de menos sedação e menor tempo de hospitalização. Porém, não podemos deixar de considerar que o diálogo será influenciado pelo nível de consciência, gravidade da doença e responsividade do paciente.[9] Por isso, para cada etapa do processo de hospitalização, pode ser necessário intervenções diferentes que devem ser avaliadas e propostas por uma equipe capacitada para que o recurso e a estratégia oferecida tragam benefícios ao paciente, aos familiares e à equipe em vez de reforçar os sentimentos negativos citados anteriormente. Sabe- se que o recurso pode não ser totalmente resolutivo e oferecer a mesma funcionalidade da comunicação oral, mas, sem dúvida, reduzirá o nível de estresse do paciente, minimizando dificuldades na comunicação, permitindo uma escuta empática e a melhor comunicação possível, potencializando outras habilidades e assegurando seu direito civil e a prestação de um serviço cada vez mais humanizado.[9,10]

COMUNICAÇÃO SUPLEMENTAR E ALTERNATIVA E A PANDEMIA CAUSADA PELO NOVO CORONAVÍRUS

Com a declaração da Organização Mundial da Saúde (OMS) em 30 de janeiro de 2020 que o surto da doença causada pelo novo coronavírus (COVID-19) constitui uma Emergência de Saúde Pública de Importância Internacional – o mais alto nível de alerta da Organização, conforme previsto no Regulamento Sanitário Internacional – e, em 11 de março do mesmo ano, a caracterização de uma pandemia, iniciava uma grande mudança no cenário da saúde mundial.[17]

Fora do Brasil, alguns países que já possuíam serviços de CSA robustos, no ambiente hospitalar, ampliaram seus serviços com planos de intervenção aos pacientes com COVID-19. Algumas instituições brasileiras, seguindo esses modelos, também criaram projetos emergenciais para dar suporte à assistência hospitalar em meio à pandemia no país. No Brasil, mesmo sem ter serviços bem estruturados na área, os projetos ganharam notoriedade na mídia, o que resultou na mobilização de equipes e gestores para a implementação de serviços especializados, a fim de favorecer uma assistência cada vez mais humanizada.* O uso dos recursos de CSA pode beneficiar não só os pacientes em ventilação mecânica invasiva ou não invasiva, desde que conscientes, como também os pacientes que apresentam cansaço ou esforço respiratório ao falar, com fala entrecortada e baixa intensidade, de difícil inteligibilidade. Podem ser incluídos, também, os pacientes com alterações cognitivas causadas por hipóxia ou sedação. As equipes de saúde devem ser informadas quando o paciente com deficiências preexistentes é admitido, e, caso ele já use alguma tecnologia assistiva para se comunicar, devem ser devidamente orientados para que seja utilizada e, se necessário, adaptada. Não devemos deixar de considerar que os equipamentos de proteção individual (EPIs), apesar de fundamentais para a biossegurança, também podem ser considerados barreiras de comunicação. A impossibilidade de ter acompanhante e de receber visitas torna o contexto ainda mais difícil e ameaçador para o paciente.

Para os casos mais graves da doença que envolve internação e intubação, normalmente prolongada, temos acompanhado uma diversidade de possíveis sequelas, como necessidade de confecção de traqueostomia, lesão de pregas vocais, alterações articulatórias por fraqueza muscular dos órgãos fonoarticulatórios, lesão em lábios e língua pela presença do tubo, dentre outras possíveis sequelas neurológicas. Quando esses casos persistem além da alta hospitalar, o uso dos recursos de CSA pode se fazer necessário além do período de internação e, então, deverá ser customizado e devidamente adaptado para os novos contextos.

Com a urgência da criação desses serviços e para atender um número grande de pacientes, a maioria dos projetos propõe modelos de pranchas padronizados no formato impresso e plastificado (de baixa tecnologia) que são de baixo custo e fácil produção. O vocabulário proposto geralmente consiste em símbolos pictográficos relacionados com as categorias: como estou me sentindo, necessidades básicas, necessidades pessoais, sentimentos, escala de intensidade de dor, partes do corpo, perguntas recorrentes, respostas imediatas, pessoas e espiritualidade, conforme já descrito anteriormente.

Independente do recurso disponibilizado para uso com o paciente, seja ele de baixa ou alta tecnologia, customizado ou não, o mais importante é o reconhecimento da importância da valorização da comunicação ao lidar com pacientes em situação de vulnerabilidade comunicativa, e a disponibilização da equipe de profissionais e familiares em promover a melhor comunicação

---

*http://www.isaacbrasil.org.br/covid19-accedilotildees-e-iniciativass.html. Acesso em 30/08/2020.
https://www.isaac-online.org/english/covid-19-resources/. Acesso 30/08/2020.
https://www.ufrgs.br/coronavirus/base/projeto-da-ufrgs-cria-pranchas-de-comunicacao-alternativa-para-pacientes-internados/. Acesso em 30/08/2020.
http://www.portalassistiva.com.br/pranchas/atividades.php. Acesso 16/08/2020.

possível e a mobilização de todos para garantir o direito do paciente de se comunicar mesmo estando numa situação de extrema fragilidade. Para isso, precisamos contar com uma equipe preparada e qualificada.

Considerando a Convenção sobre os Direitos das Pessoas com Deficiência da Organização das Nações Unidas (ONU),[18] ratificada com valor de norma constitucional pelo Decreto Legislativo nº 186/2008 e promulgada pelo Decreto Executivo nº 6.949/2009, que reconhece, em seu artigo 9, a importância do acesso à informação, comunicação e saúde, entre outros, e compromete-se a identificar e eliminar todos os obstáculos e barreiras à acessibilidade, e a Lei Federal n.º 13.146/2015, Lei Brasileira de Inclusão,[19] faz- se necessário o acesso não só à comunicação, mas às orientações de prevenção e informações sobre a COVID-19 para as pessoas com deficiências e que tenham dificuldades de compreensão e/ou expressão. Frente a isso, algumas instituições e até mesmo profissionais autônomos desenvolveram materiais personalizados e individuais, cartilhas e *e-books* com tal finalidade: orientação de comportamentos de prevenção ao novo coronavírus, como incentivo ao uso correto da máscara facial, higienização correta das mãos, regras de distanciamento social; histórias sociais explicando a mudança da rotina, como a suspensão de escolas e terapias presenciais; procedimentos ideais de prevenção ao chegar em casa; alerta sobre sintomas; sugestões de atividades para serem desenvolvidas em casa com os familiares (brincadeiras, músicas, histórias) e pranchas para uso hospitalar, clínico ou domiciliar para auxiliar na avaliação e intervenção dos pacientes, promovendo cuidado à saúde com segurança também para as pessoas com necessidades complexas de comunicação.*

Após meses de enfrentamento ao novo coronavírus, acompanhamos a necessidade da mudança na assistência à saúde no Brasil e no mundo. A prestação de um serviço de qualidade e cada vez mais humanizado faz toda a diferença para o paciente, família e para os próprios profissionais da saúde que estão na linha de frente. No Brasil, a partir dessa experiência, despertou-se uma maior preocupação em favorecer a melhor comunicação possível ao paciente em vulnerabilidade comunicativa, além dos pacientes com COVID-19. A partir disso, acreditamos na expansão de novos projetos e implementação de novos serviços cada vez mais robustos com equipes competentes, a fim de assegurar o direito à comunicação para todos.

---

*Cartilha Comunicação Alternativa - confecção de pranchas, orientações e adaptações de atividades em época de Covid-19 desenvolvida por terapeutas da UFSCAR.
https://www.sibi.ufscar.br/arquivos/comunicacao-alternativa-confeccao-de-prancha-orientacoes-e-adaptacoes-de-atividades-em-epoca-de-covid-19.pdf. Acesso em 23/08/2020.
E-book Estratégias de Orientações em Linguagem - Um guia em tempos de COVID-19. Organizado por: Cíntia Alves Salgado Azonil e Juliana Onofre de Lira. SBFa, 2020.
https://www.sbfa.org.br/portal2017/ Acesso em 23/08/2020.

REFERÊNCIAS BIBLIOGRÁFICAS

1. American Speech Language and Hearing Association (ASHA). Report: Augmentative and Alternative Communication. 1991;33:9-12.
2. Brasil. Secretaria Especial dos Direitos Humanos da Presidência da República (Corde/SEDH/PR). Ata VII Reunião do Comitê de Ajudas Técnicas- CAT de 13 e 14 de dezembro de 2007. [Acesso em 16 ago 2020]. Disponível em: https://www.assistiva.com.br/Ata_VII_Reuni%C3%A3o_do_Comite_de_Ajudas_T%C3%A9cnicas.pdf.
3. Bersh RCR, Pelosi MB. Portal de Ajudas Técnicas. Tecnologia Assistiva: Recursos de acessibilidade ao computador. [Internet] Brasília: MEC/ABPEE, 2006. [Acesso em 16 ago 2020]. Disponível em: http://www.educadores.diaadia.pr.gov.br/arquivos/File/pdf/tecnologia_assistiva.pdf.
4. Bersh RCR. Introdução à tecnologia assistiva. [Internet] Porto Alegre, 2017. [Acesso em 16 ago 2020]. Disponível em: https://www.assistiva.com.br/Introducao_Tecnologia_Assistiva.pdf.
5. Farias LP. Diretriz Assistencial aos indivíduos em vulnerabilidade comunicativa e a comunicação suplementar e alternativa nas unidades de terapia intensiva. In: Deliberato D, Nunes DRP, Gonçalves MJ. (org.). Trilhando juntos a Comunicação Alternativa. Marília: ABPEE; 2017. p. 371-82.
6. Souza VLV. Serviços e recursos de comunicação alternativa no ambiente hospitalar In: Deliberato D, Nunes DRP, Gonçalves MJ. (org.). Trilhando juntos a Comunicação Alternativa. Marília: ABPEE; 2017. p. 355-69.
7. Patak L, Wilson-Stronks A, Costello J, Kleinpell RM, Henneman EA, Person C, et al. Improving patient-provider communication: a call to action. J Nurs Adm 2009;39(9):372-6.
8. Costello JM. ACC intervention in critical care unit: the Chidren's Hospital Boston Model. Augmentative and Alternative Communication 2000;16(3):137-53.
9. Farias LP. A Comunicação vulnerável do paciente na unidade de terapia intensiva e a comunicação suplementar e alternativa. In: Chun RYS, Reily L, Moreira EC. (Org.). Comunicação alternativa: ocupando territórios. São Carlos: Marquezine & Manzini; 2015. p. 171-94.
10. Santiago R, Costello JM. Comunicação alternativa e ampliada na UTI/primeiros cuidados: abordagem da vulnerabilidade comunicativa e aprimoramento do cuidado. In: Chun RYS, Reily L, Moreira EC, editores. Comunicação alternativa: ocupando territórios. São Carlos: ABPEE; 2015. p. 157-70.
11. Galheigo SM. Terapia ocupacional, a produção do cuidado em saúde e o lugar do hospital: reflexões sobre a constituição de um campo de saber e prática. Rev Ter Ocup Univ São Paulo 2008;19(1):20-8.
12. Zaqueu VF. A vulnerabilidade comunicativa do paciente em ambiente hospitalar e a comunicação suplementar e/ou alternativa. [Dissertação de mestrado] 2018, 90 p. Universidade Estadual de Campinas, Faculdade de Ciências Médicas, Campinas, SP. Acesso em 16 Setembro 2020. Disponível em: http://www.repositorio.unicamp.br/handle/REPOSIP/331541.
13. Pelosi MB, Nascimento JS, Souza VLV. Pacientes hospitalizados e a comunicação alternativa e ampliada. In: Chun RYS, Reily L, Moreira EC. (Org.). Comunicação alternativa: ocupando territórios. São Carlos: Marquezine & Manzini; 2015. p. 195-209.

14. Pelosi MB. Proposta de implementação da comunicação alternativa e ampliada nos hospitais do município do Rio de Janeiro. Revista Temas sobre Desenvolvimento, São Paulo 2005;14(80-81):47-53.
15. Pelosi MB, Nascimento JS. Identificação de demandas para atendimento e implantação do serviço de terapia ocupacional em um hospital universitário. Cadernos de Terapia Ocupacional da UFSCar, São Carlos 2016;24:715- 21.
16. Brasil. Presidência da República. Lei n° 6.965, de 09 de dezembro de 1981. Dispõe sobre a regulamentação da Profissão de Fonoaudiólogo, e determina outras providências. [Acesso em 17 ago 2020]. Disponível em: http://www.planalto.gov.br/ccivil_03/leis/l6965.htm.
17. OPAS - Organização Pan-Americana da Saúde. Folha informativa COVID-19. Escritório Regional para as Américas da Organização Mundial da Saúde. [Internet] Brasília (DF); 2020. [Acesso em 16 ago 2020]. Disponível em: https://www.paho.org/bra/index.php?option=com_content&view=article&id=6101:covid19&Itemid=875.
18. Projeto PCD Legal. Convenção sobre os Direitos das Pessoas com Deficiência (2007). [Internet] Vitória: Ministério Público do Trabalho, Projeto PCD Legal; 2014. 124 p. [Acesso em 23 ago 2020]. Disponível em: http://www.pcdlegal.com.br/convencaoonu/
19. Brasil. Presidência da República. Lei n° 13.146, de 06 de julho de 2015. Institui a Lei Brasileira de Inclusão da Pessoa com Deficiência (Estatuto da Pessoa com Deficiência). [Acesso em 23 ago 2020]. Disponível em: http://www.planalto.gov.br/ccivil_03/_ato2015-2018/2015/lei/l13146.htm.

AMAMENTAÇÃO E INFECÇÃO POR SARS-CoV-2 – COMO MANEJAR?

CAPÍTULO 8

Camila Dantas Martins

A COVID-19, infecção viral causada pela transmissão do SARS-CoV-2, surgiu no final do ano de 2019, na China. Por meio do processo de globalização, verificou-se a crescente disseminação do vírus. Com o objetivo de reduzir o processo de disseminação da doença, algumas medidas foram adotadas por diversos países, como identificação de grupos de risco, isolamento social, dentre outras.[1]

As puérperas fazem parte do grupo de maior risco, caso sejam infectadas pelo vírus, e, assim, torna-se primordial o cumprimento de medidas de prevenção.[1]

Até o momento, não há comprovação da transmissão vertical por meio do aleitamento materno, mas é sabido que uma mãe infectada pode transmitir o vírus por meio de gotículas respiratórias durante a amamentação. Um dos estudos clínicos disponíveis sobre transmissão vertical do novo coronavírus, realizado com seis pacientes com pneumonia causada pelo SARS-CoV-2, pesquisou a presença do vírus em amostras de líquido amniótico, sangue do cordão umbilical, leite materno e *swab* da orofaringe do recém-nascido, demonstrando não haver presença do vírus nessas secreções.[2] Em um estudo realizado em Wuhan, primeira cidade epicentro da doença, pesquisadores relataram nove nascidos vivos de mães positivas para COVID-19, e todas as amostras foram negativas para o vírus nos neonatos.[3]

Embora não tenha sido comprovada a transmissão vertical, a contaminação pode ocorrer durante os procedimentos realizados durante e após o nascimento do bebê. De acordo com nota técnica do Ministério da Saúde, em casos de parturientes assintomáticas e que não tenham contato domiciliar com pessoa com síndrome gripal ou infecção respiratória comprovada por SARS-CoV-2, orienta-se o aleitamento materno na primeira hora de vida.[4]

Entretanto, caso a puérpera seja sintomática ou tenha tido contato domiciliar com pessoa com síndrome gripal ou infecção respiratória comprovada por SARS-CoV-2 nos últimos 14 dias, a amamentação deverá ser adiada para momento em que os cuidados de higiene e as medidas de prevenção da contaminação do recém-nascido tiverem sido adotados.[4]

Levando-se em conta que os benefícios do aleitamento materno superam os riscos da COVID-19 na população pediátrica, a manutenção da amamentação é recomendada. Uma vez que a contaminação ocorre por meio de gotículas de saliva,[4] é fundamental que os seguintes cuidados sejam tomados:[5]

1. Lavar as mãos com água e sabão por, pelo menos, 20 segundos antes e depois de tocar o bebê.
2. Usar máscara facial de pano (cobrindo completamente nariz e boca) durante as mamadas e evitar falar ou tossir durante a amamentação.
3. A máscara deve ser imediatamente trocada em caso de tosse ou espirro ou a cada nova mamada.
4. Evitar que o bebê toque o rosto da mãe, especialmente boca, nariz, olhos e cabelos.
5. Após a mamada, em caso de mães suspeitas ou confirmadas de COVID-19, os cuidados com o bebê (banhos, sono) devem ser realizados por outra pessoa. Em caso de troca de fraldas, o uso de luvas cirúrgicas ou de procedimentos descartáveis é recomendado.

Para aquelas mães com sintomas de síndrome gripal, as recomendações referem à manutenção de distância mínima de dois metros entre o leito materno e o berço do recém-nascido, uso de máscara pela mãe durante o contato para cuidados e durante a amamentação, precedida da higienização adequada das mãos.[4]

Desse modo, a amamentação não está contraindicada em nenhuma situação, desde que a puérpera se encontre em condições adequadas de saúde e queira amamentar.[5]

Quanto à doação de leite humano, está contraindicada a doação por mulheres com sintomas compatíveis com síndrome gripal, infecção respiratória ou confirmação de caso de SARS-CoV-2. A contraindicação é estendida a mulheres com contatos domiciliares de casos com síndrome gripal ou caso confirmado de SARS-CoV-2.[6] Assim que o quadro for considerado curado, a doação de leite poderá ser retomada.

Diante da realidade de que as mães infectadas pelo coronavírus provavelmente já colonizaram seus bebês, a amamentação continuada tem o potencial de transmitir anticorpos maternos protetores ao bebê por meio do aleitamento materno. Portanto, a amamentação deve continuar.[7]

CONSIDERAÇÕES FINAIS

As principais publicações nessa área indicam até o momento que, como em outras infecções virais, os benefícios da amamentação superam os riscos de transmissão da COVID-19.

REFERÊNCIAS BIBLIOGRÁFICAS

1. Mascarenhas VHA, Caroci-Becker A, Venâncio KCMP, Baraldi NG, Durkin AC, Riesco MLG. Recomendações assistenciais à parturiente, puérpera e recém-nascido durante a pandemia de COVID-19: revisão de escopo. Rev Latino-Am Enfermagem 2020;28:e3359.
2. Yin M, Zhang L, Deng G, Han C, Shen M, Sun H, et al. Severe acute respiratory syndrome coronavirus 2 (SARS-CoV-2) infection during pregnancy in China: A retrospective cohort study. medRxiv 2020.04.07.20053744.
3. Chen H, Guo J, Wang C, Luo F, Yu X, Zhang W, et al. Clinical characteristics and intrauterine vertical transmission potential of COVID-19 infection in nine pregnant women: a retrospective review of medical records. Lancet 2020;395(10226):809-15.
4. Sociedade Brasileira de Pediatria. Aleitamento materno em tempos de COVID-19 – recomendações na maternidade e após a alta. Disponível em: https://www.sbp.com.br/fileadmin/user_upload/22467f-NA_-_AleitMat_tempos_COVID-19-_na_matern_e_apos_alta.pdf.
5. Brasil. Ministério da Saúde. Secretaria de Atenção Primária à Saúde. Nota Técnica Nº 10/2020-COCAM/CGCIVI/DAPES/SAPS/MS - Atenção à Saúde do Recém-Nascido no Contexto da Infecção pelo novo Coronavírus (SARS-CoV-2). Disponível em: https://portaldeboaspraticas.iff.fiocruz.br/wp-content/uploads/2020/04/notatecnica102020COCAMCGCIVIDAPESSAPSMS_003.pdf.
6. Brasil. Ministério da Saúde. Agência Nacional de Vigilância Sanitária. Resolução-RDC Nº 171, de 4 de Setembro de 2006 - Dispõe sobre o Regulamento Técnico para o funcionamento de Bancos de Leite Humano. Disponível em: https://bvsms.saude.gov.br/bvs/saudelegis/anvisa/2006/res0171_04_09_2006.html.
7. Brasil. Ministério da Saúde. Secretaria de Atenção Primária à Saúde. Nota Técnica Nº 5/2020 COCAM/CGCIVI/DAPES/SAPS/MS. Condutas para a realização de doação de leite materno aos bancos de leite humano e postos de coleta de leite humano no contexto da infecção coronavírus (SARS-CoV-2). Disponível em: http://www.sgob.org.br/wp-content/uploads/2020/04/SEI_MS-0014132552-Nota-Técnica-Doação-de-LM.pdf.pdf.

SAÚDE MENTAL DO PROFISSIONAL DE SAÚDE

CAPÍTULO 9

Miguel Renan de Sousa Ribeiro

O termo saúde mental por muito tempo foi negligenciado, porém atualmente tem assumido um papel importante entre as diversas profissões, como também ganhado espaço na literatura. Isto porque o psíquico foi compreendido como fator essencial no que tange ao desenvolvimento das atividades dos sujeitos e suas relações primeiro consigo e posteriormente com o meio.

Tudo isto graças ao avanço dos estudos milenares de filósofos como Platão, Aristóteles, Friedrich Nietzsche, Sigmund Freud, Wilhem Reich, Michel Foucault, D. W. Winnicott, Carl Gustav Jung e outros grandes contribuintes que trouxeram ao pensamento crítico os relatos de que o corpo trabalha com o auxílio de uma mente, e esta precisa ser bem conhecida e analisada, ressaltando a necessidade de homeostase corporal e psíquica.

Dentre as diversas ocupações, o profissional da área da saúde faz parte de um grupo específico de profissionais mais susceptíveis ao aumento do estresse em razão de suas características laborais. Podem apresentar fadiga, insônia, ansiedade, depressão, obesidade, doenças coronarianas, diabetes, câncer, distúrbios psicossomáticos e uso abusivo de drogas. Neste contexto, são mais propensos a desenvolver a síndrome de *burnout*, que se caracteriza como esgotamento profissional.[1]

No atual cenário mundial de crise pandêmica, os profissionais de saúde enfrentam longas jornadas de trabalho, aumento do contato com pessoas doentes e grande número de óbitos que acentuam o desgaste físico e emocional.[2]

Miyazaki e Soares[2] ressaltam também o sofrimento pelo aumento exacerbado da cobrança populacional, sendo estas relacionadas com o número excessivo de pacientes, escassez de material para a execução das atividades e receio de errar. Outros fatores que também corroboram para o prejuízo emocional são a falta de organização, baixos salários, percepção de pouco controle sobre a situação e limitações para lidar com as demandas impostas pelo local de trabalho. Esse grupo de profissionais tem suas necessidades levadas a pressões fricativas que reduzem e até mesmo suprimem seus anseios pessoais em detrimento do coletivo, visando a atender as expectativas com relação a capacidade de adaptação. Segundo a teoria de Abraham Maslow (1975), a produtividade de uma pessoa é tanto maior quanto mais emocionalmente equilibrada estiver.[3]

Portanto, de um lado, temos uma sociedade composta por sujeitos vulneráveis ao meio e, do outro lado, profissionais também com vulnerabilidade exposta, o que desperta em ambos altos níveis de estresse.

O número de pacientes com sintomas de ansiedade, depressão, perda da qualidade do sono, aumento do uso de drogas, sintomas psicossomáticos e medos de se infectarem ou transmitirem a infecção aos membros da família cresceu drasticamente neste período, sendo a sua grande maioria de profissionais diretamente ligados à saúde. Estes, no ambiente terapêutico, expressam medo e insegurança ao lidarem com situações em um contexto jamais vivenciado antes em sua profissão.

Cito o caso clínico de uma paciente que trabalha em hospitais de Belo Horizonte, sendo um deles na ala destinada ao tratamento de pacientes com COVID-19, que buscou atendimento psicoterápico por causa de sintomas claros decorrentes do Humor Ansioso, como: preocupações, previsão do pior, irritabilidade, tensão (fadiga, incapacidade para relaxar e agitação), medos (de multidões, de estranhos, de ficar sozinha), insônia (sono interrompido, insatisfatório, fadiga ao despertar e sonhos penosos), prejuízo cognitivo (dificuldade de concentração), humor deprimido (falta de prazer nos passatempos e oscilação do humor), somatização motora (dores e rigidez muscular e voz instável) sintomas cardiovasculares (taquicardia e palpitações), sintomas respiratórios (sensação de sufocamento ou asfixia) sintomas gastrointestinais (odinofagia, aerofagia e dores abdominais) e sintomas geniturinários (frigidez e diminuição da libido). Tais sintomas foram desenvolvidos após grande demanda hospitalar por pacientes acometidos pela COVID-19. A mesma segue em tratamento psicoterapêutico com técnicas de relaxamento (Mindfulness), hipnoterapia, escutas do *set* analítico psicanalítico e constelação familiar sistêmica, concomitante ao tratamento por fármacos prescritos por psiquiatra.

Freud aborda, com êxito, aspectos semelhantes quando relata que há um limite no humano, este se referindo ao limite constitucional com relação ao pulsional (satisfação ou realização), advertindo-nos que, quando o sujeito ultrapassa o limite e tenta ser mais nobre do que sua constituição permite, atendendo as obrigações da civilização, acaba por adoecer pela neurose. São observadas três possibilidades de estrutura com relação aos neuróticos: a fobia, a histeria e a neurose obsessiva, sendo mecanismos de defesa operante.[4]

Finalizo com as recomendações de Antony Robbins (1995) em seu livro "Desperte o seu Gigante Interior"[5] que impulsiona a um alto pensamento crítico e racional do viver, devendo-se compreender que o mesmo padrão de pensamento que nos levou ao ponto em que estamos não nos levará ao ponto para onde queremos ir. Isto nos desperta o entendimento de que necessitamos decidir o que queremos, se realmente desejamos um senso de paixão, alegria e controle sobre a nossa vida. Estes aspectos nos fazem refletir sobre o jeito de evitar a dor e alcançar um prazer intenso, provocando mudanças necessárias para conduzir nossa vida.

PERGUNTAS QUE RESOLVEM PROBLEMAS
1. O que há de tão grande neste problema?
2. O que ainda não está perfeito?
3. O que estou disposto a fazer para que fique do jeito que quero?
4. O que estou disposto a não mais fazer para que fique do jeito que quero?
5. Como posso desfrutar o processo, enquanto faço o que é necessário para que fique do jeito que quero?

"Nossa experiência de vida baseia-se naquilo que focalizamos."
(Robbins, 1995)[5]

REFERÊNCIAS BIBLIOGRÁFICAS
1. Leonelli LB, Andreoni S, Martins P, Kozasa EH, Salvo VL, Sopezkil D, et al. Estresse percebido em profissionais da estratégia saúde da família. Rev Bras Epidemiol 2017;20(2):286-98.
2. Miyazaki MCOS, Soares MRZ. Estresse em profissionais da saúde que atendem pacientes com COVID-19. Sociedade Brasileira de Psicologia 2020; Tópico 2.
3. Maslow AH. Uma teoria de motivação humana. In: Balcão YB, Cordeiro LL, editores. O Comportamento humano na empresa. Rio de Janeiro: FGV; 1975. p. 337-66.
4. Dalmácio EC. Determinantes sociais e sofrimento psíquico: uma resposta da psicanálise. Psicanálise & Barroco em Revista 2015;13(1):238-54.
5. Robbins A. Desperte o seu gigante interior. Rio de Janeiro: Ed Record; 1995.

ÍNDICE REMISSIVO

Entradas acompanhadas por um *f* em itálico indicam figuras.

A
AAO-HNS (Academia Americana de Cirurgia de Cabeça e Pescoço), 25
Abordagem Fonoaudiológica
  na reabilitação funcional, 25-37
    do olfato, 25-37
      influência da percepção na deglutição, 33
      gustativa, 33
      olfativa, 33
      sentido que dá sabor à vida, 27
ABORL-CCF (Associação Brasileira de Otorrinolaringologia e Cirurgia Cérvico-Facial), 25
ACE2, *ver ECA2*
Alteração(ões) Vocal(is)
  em pacientes com COVID-19, 45-49
    papel da fonoaudiologia, 46
      no cenário atual, 46
    principais, 46
      edema, 46
      estenose laríngea, 48
      granuloma, 47
      hematoma, 46
      laceração, 46
      pregas vocais, 47
        paralisia de, 47
        paresia, 47
      traumatismo, 47
        cartilaginoso, 47
        muscular, 47
    terapia vocal, 48
      biossegurança no contexto da, 48
AMIB (Associação de Medicina Intensiva Brasileira)
  departamento da, 17
  de fonoaudiologia, 17
ANVISA (Agência Nacional de Vigilância Sanitária), 9, 48
ASHA (*American Speech and Hearing Association*), 63

B
Biossegurança
  na fonoaudiologia, 9-12
  na terapia vocal 48
    no contexto da COVID-19, 48

C
CCIH (Comissão de Controle de Infecção Hospitalar), 17
CFFa (Conselho Federal de Fonoaudiologia), 52
Citocina(s)
  tempestade de, 3
Coagulação
  processos de, 3
    alterações nos, 3
Complexo
  vomeronasal, 28
    localização do, 29*f*

Confidencialidade
  para a oferta segura, 51-59
    da telefonoaudiologia, 51-59
      LGPD, 55
Coronavírus
  estrutura do, 2f
  pandemia causada pelo, 68
    CSA e, 68
COVID-19 (*Coronavirus Disease* 2019)
  alterações vocais, 45-49
    papel da fonoaudiologia, 46
      no cenário atual, 46
    principais, 46
      edema, 46
      estenose laríngea, 48
      granuloma, 47
      hematoma, 46
      laceração, 46
      paresia, 47
      pregas vocais, 47
        paralisia de, 47
      traumatismo, 47
        cartilaginoso, 47
        muscular, 47
    terapia vocal, 48
      biossegurança no contexto da, 48
  CSA, 63-71
    e a pandemia, 68
    no contexto hospitalar, 63
  disfagia na, 15-23
    avaliação, 15-23
      fonoaudiológica, 16
    intervenção, 15-23
      fonoaudiológica, 20
  envolvimento da, 6f
    extrapulmonar, 6f
  fisiopatologia da, 1-7
    alterações, 3
      nos processos de coagulação, 3
    invasão viral, 3
      etapas da, 3
    manifestações, 4
      extrapulmonares, 4
    progressão da, 5f
      principais eventos na, 5f
    resposta imune, 3
      inicial, 3
      tempestade de citocinas, 3

CSA (Comunicação Suplementar e Alternativa)
  em pacientes com COVID-19, 63-71
  e a pandemia, 68
  no contexto hospitalar, 63

D

Deglutição
  influência na, 33
    da percepção, 33
      gustativa, 33
      olfativa, 33
Disfagia
  na COVID-19, 15-23
    avaliação, 15-23
      fonoaudiológica, 16
    intervenção, 15-23
      fonoaudiológica, 20

E

EAT-10 (*Eating Assessment Tool*), 16
ECA2 (Enzima Conversora de Angiotensina 2), 1, 26
Edema
  pós-COVID-19, 46
EPI (Equipamento de Proteção Individual), 9, 17, 48, 69
ERO (Exposição Repetida aos Odores)
  TFO por, 36
ESPIN (Emergência em Saúde Pública de Importância Nacional), 52
Estenose
  laríngea, 48
    pós-COVID-19, 48

F

Fonoaudiologia
  biossegurança na, 9-12
  departamento de, 17
    da AMIB, 17
  papel da, 46
    no cenário atual, 46

G

Granuloma
  pós-COVID-19, 47

H

Hematoma
  pós-COVID-19, 46

I

IMOs (Imagens Mentais Olfativas)
  TFO por meio de, 36
Infecção
  pelo SARS-CoV-2, 1-7, 73-
    amamentação e, 73-74
      como manejar?, 73-74
    resposta imune à, 4f
      fisiológica, 4f
Invasão Viral
  fisiopatologia da, 3
  etapas da, 3

L

Laceração
  pós-COVID-19, 46
LGPD (Lei Geral de Proteção
  de Dados), 55

M

Manifestação(ões)
  da COVID-19, 4
    extrapulmonares, 4
      acometimento, 5-7
        cardiovascular, 5
        do sistema nervoso, 7
          central, 7
          periférico, 7
        hepático, 6
        intestinal, 6
        pancreático, 6
        injúria renal, 5
MERS (*Middle East Respiratory
  Syndrome*), 51
MERS-CoV (*Middle East Respiratory
  Syndrome Coronavirus*), 1
MODSIT (*Modular Smell Identification
  Test*), 34

N

Nervo
  olfativo, 28
  trigêmeo, 28

O

OFAs (Órgãos Fonoarticulatórios), 19
Olfato
  complexo vomeronasal, 28
    localização do, 29f
  nervo, 28
    olfativo, 28
    trigêmeo, 28
  órgão vomeronasal, 28
  par craniano, 28
    primeiro, 28
    quinto, 28
  percepção, 29f
    ortonasal, 29f
    retronasal, 29f
  reabilitação funcional do, 25-37
    abordagem
      fonoaudiológica na, 25-37
        influência da percepção na
          deglutição, 33
          gustativa, 33
          olfativa, 33
        sentido que dá sabor à vida, 27
  sistema olfativo, 30f
OMS (Organização Mundial
  da Saúde), 10, 17, 25, 45, 68
ONU (Organização das Nações
  Unidas), 70
Órgão
  vomeronasal, 28

P

Pandemia
  causada pelo coronavírus, 68
    CSA e, 68
Par Craniano
  olfato e, 28
    primeiro, 28
    quinto, 28
Paralisia
  de pregas vocais, 47
    pós-COVID-19, 47
PARDt (Protocolo de Avaliação de Risco
  para Disfagia versão Triagem), 16
Paresia
  de pregas vocais, 47
    pós-COVID-19, 47

Percepção
  gustativa, 33
    influência da, 33
      na deglutição, 33
  olfativa, 33
    influência da, 33
      na deglutição, 33
    primeiro nível, 35
      detecção de odores, 35
    quarto nível, 36
      identificação, 36
      reconhecimento, 36
    segundo nível, 35
      discriminação, 35
    terceiro nível, 35
      caracterização, 35
    TFO, 36
      metodologia do, 36
      recomendações gerais, 37
  ortonasal, 29f
  retronasal, 29f
Prega(s) Vocal(is)
  pós-COVID-19, 47
    paralisia de, 47
    paresia de, 47
Privacidade
  para a oferta segura, 51-59
    da telefonoaudiologia, 51-59
      LGPD, 55
      TCLE, 58
Processo(s)
  de coagulação, 3
    alterações nos, 3
Profissional de Saúde
  saúde mental do, 77-79
    perguntas que resolvem
      problemas, 79
Protocolo
  de *Yale Swallow*, 16

R
Reabilitação Funcional
  do olfato, 25-37
    abordagem fonoaudiológica na, 25-37
      influência da percepção na
        deglutição, 33
        gustativa, 33
        olfativa, 33
      sentido que dá sabor à vida, 27

Resposta Imune
  inicial, 3
    fisiológica do hospedeiro, 4f
      ao SARS-CoV-2, 4f
RUTE (Rede Universitária de
  Telemedicina), 53, 62

S
SARS (Síndrome Aguda Respiratória
  Severa/ *Severe Acute Respiratory
  Syndrome*), 45, 51
SARS-CoV (*Severe Acute Respiratory
  Syndrome Coronavirus*), 1
SARS-CoV-2 (*Severe Acute Respiratory
  Syndrome Coronavirus* 2), 51
  infecção pelo, 1-7, 73-74
    amamentação e, 73-74
      como manejar?, 73-74
    órgãos vulneráveis. 2f
Saúde Mental
  do profissional de saúde, 77-79
    perguntas que resolvem
      problemas, 79
SDT (*Smell Disk Test*), 34
Sigilo
  para a oferta segura, 51-59
    da telefonoaudiologia, 51-59
      LGPD, 55
      profissional, 56
Sistema
  olfativo, 30f
SUS (Sistema Único da Saúde), 10

T
TCLE (Termo de Consentimento Livre e
  Esclarecido), 58
Telefonoaudiologia
  no suporte à assistência, 53
    no Brasil, 53
  oferta segura da, 51-59
    confidencialidade para, 51-59
    privacidade para, 51-59
      TCLE, 58
    sigilo para, 51-59
      LGPD, 55
      profissional, 56
Tempestade
  de citocinas, 3

Terapia Vocal
  biossegurança na, 48
  no contexto da COVID-19, 48
TFO (Treino Funcional do Olfato), 34
  metodologia do, 36
    por ERO, 36
    por meio de IMOs, 36
  recomendações gerais, 37
TIC (Tecnologia de Comunicação e Informação), 52
TOR_BSST (*Toronto Bedside Swallowing Screening Test*), 16
TQT (Traqueostomia), 15
Traumatismo
  pós-COVID-19, 47
    cartilaginoso, 47
    muscular, 47

TUSS (Terminologia Unificada da Saúde Suplementar), 53

U
UPSIT (Teste de Identificação do Olfato da Universidade da Pensilvânia), 34
UTI (Unidade de Terapia Intensiva), 15

V
VM (Ventilação Mecânica), 15
VMI (Ventilação Mecânica Invasiva), 48

Y
Yale Swallow
  protocolo de, 16